养肾食谱

FOOD

时常感冒要养肾

500例

总策划◎杨建峰

主　编◎张　靖

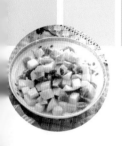 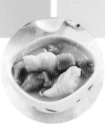 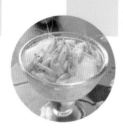 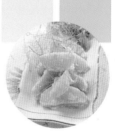 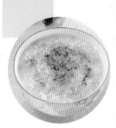

江西科学技术出版社

图书在版编目（CIP）数据

时常感冒要养肾：养肾食谱500例 / 张靖主编.— 南昌：江西科学技术出版社，2014.10

ISBN 978-7-5390-5225-0

Ⅰ.①时… Ⅱ.①张… Ⅲ.①补肾—食物疗法—食谱 Ⅳ.①R247.1②TS972.161

中国版本图书馆CIP数据核字（2014）第243499号

国际互联网（Internet）地址：

http://www.jxkjcbs.com

选题序号：ZK2014283

图书代码：D14156-101

时常感冒要养肾：养肾食谱500例　　　　　　　　　　　　张靖主编

出　　版	江西科学技术出版社
社　　址	南昌市蓼洲街2号附1号
	邮编：330009　　电话：（0791）86623491　86639342（传真）
印　　刷	北京新华印刷有限公司
总 策 划	杨建峰
项目统筹	陈小华
责任印务	高峰　苏画眉
设　　计	松雪图文 SONGXUE TUWEN　王进
经　　销	各地新华书店
开　　本	787mm×1092mm　1/16
字　　数	260千字
印　　张	16
版　　次	2015年1月第1版　　2015年1月第1次印刷
书　　号	ISBN 978-7-5390-5225-0
定　　价	28.80元（平装）

赣版权登字号-03-2014-285

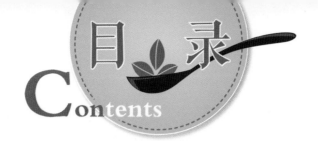

目录

Contents

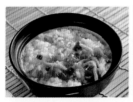 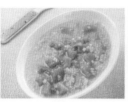 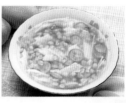

Part1 杂粮、坚果、菌菇类

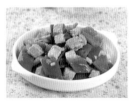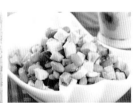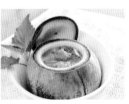

Part2　肉类、蛋类

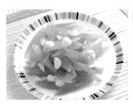 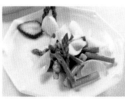 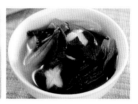

Part3　蔬菜、水果类

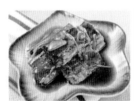
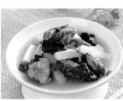
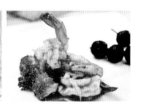

Part4　水产类

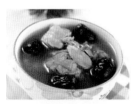 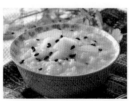 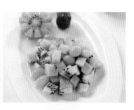

Part5 药膳

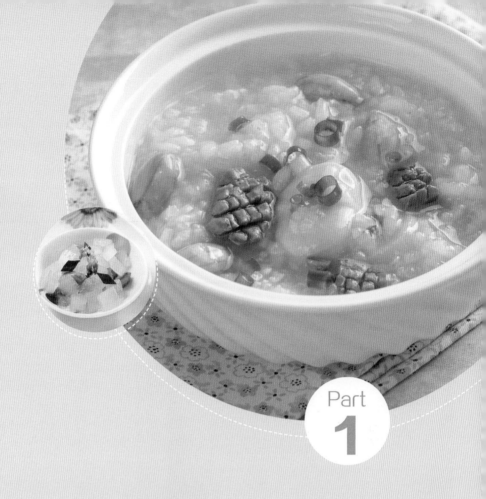

杂粮、坚果、菌菇类

合理的营养是健康的物质基础，
而日常的饮食是摄入合理营养的重
要途径，尤其对于需要养肾的人来说，
若要滋阴、补肾、补血等，则要侧
重于食疗，因为饮食养生乃是滋补肝肾的最佳选择。
本章详细介绍了适合养肾的食材，包括杂粮、坚果、菌菇类，
选择有益于肾的食物，是远离肾病的开始。

黑米

营养功效

黑米具有滋阴补肾、健脾暖肝、补益脾胃、益气活血、养肝明目等功效，经常食用黑米，可预防头昏、目眩、贫血、白发、眼疾、腰膝酸软、肺燥咳嗽、大便秘结、小便不利、肾虚水肿、脾胃虚弱等症。

食用注意

黑米所含营养成分多聚集在黑色皮层，故不宜精加工，以食用糙米或标准三等米为宜。黑米的米粒外部有一坚韧的种皮包裹，不易煮烂，故煮黑米前应先浸泡一段时间再煮。

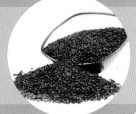

黑米蜂蜜豆浆

原料

黄豆50克，黑豆20克，黑米20克

调料

蜂蜜适量

制作方法

1. 将黄豆、黑豆分别浸泡至软后洗净；黑米淘洗干净，浸泡2小时。

2. 把黑米和泡好的黄豆、黑豆一同倒入全自动豆浆机中，加入适量水煮成豆浆，晾至温热，再加入蜂蜜调味即可。

黑米馒头

原料

全麦粉、黑米粉各200克

调料

酵母粉适量

制作方法

1. 将全麦粉、黑米粉加酵母粉揉成面团，盖上保鲜膜发酵至原体积两倍，取出再次揉至内部无气孔，搓成长条，分割成份，成馒头生坯。

2. 将馒头生坯放入蒸锅中，盖盖，再次发酵，旺火上汽，转中火蒸15分钟关火，3分钟后揭盖取出即可。

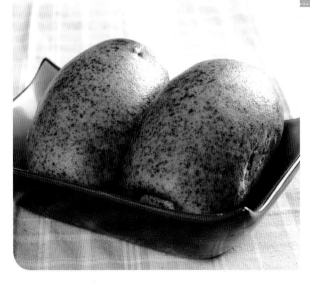

什锦锅巴饭

原料

熟黑米饭200克，青尖椒、红尖椒各30克，锅巴50克，小油菜20克

调料

花生油、盐各适量

制作方法

1. 青尖椒、红尖椒洗净去籽，切小菱形片。小油菜洗净。锅巴放入热花生油锅中炸至金黄色，捞出，备用。

2. 锅中留油烧热，放入青尖椒片、红尖椒片、小油菜翻炒，倒入熟黑米饭，加盐调味，炒匀后倒入炸好的锅巴，炒匀出锅即可。

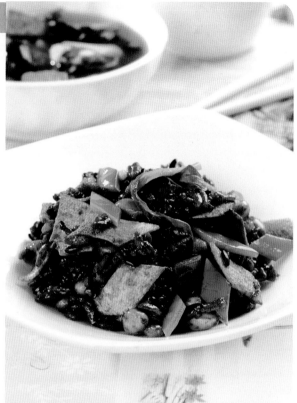

红糖黑米粥

原料

黑米50克，粳米50克，核桃仁（熟）10克

调料

红糖适量

制作方法

1. 黑米、粳米洗净，倒入清水中浸泡3个小时左右，捞出控干水分备用。

2. 往锅中加适量清水，倒入泡好的黑米、粳米及核桃仁，开大火煮沸后改小火熬煮成粥。

3. 最后加入红糖，搅拌均匀，再次煮沸即可出锅。

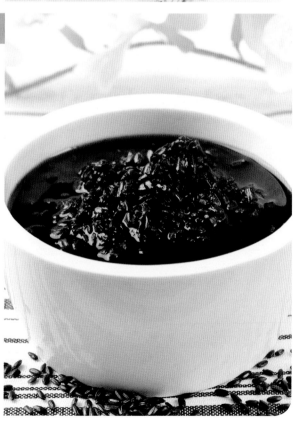

糯米

营养功效

糯米与粳米相比，其性偏于温，性温而补肾阳虚损、生津而补肾阴不足，其功在通过滋阴益气，养血，温养后天之本的脾胃，以补足先天之本的肾精。

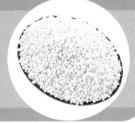

食用注意

糯米里的淀粉是支链淀粉，黏性好，不易消化，所以肠胃功能不好的人以及老人、小孩，或者手术后的病人就要少食用了。

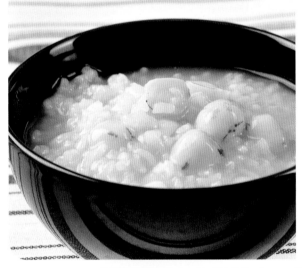

莲子糯米粥

原料

莲子50克，糯米100克

调料

白糖适量

制作方法

❶ 莲子用温水浸泡，去除莲芯，用清水洗净。糯米淘洗干净，用清水浸泡1～2小时。

❷ 煮锅洗净，放莲子、糯米和适量清水，置于火上，旺火烧开，转小火慢慢煮成粥，加入白糖调味，出锅即可。

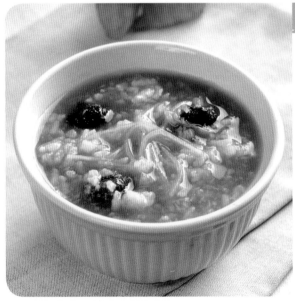

桂圆糯米粥

原料

桂圆肉20克，糯米100克

调料

姜丝、白糖各适量

制作方法

❶ 糯米淘洗干净，放入清水中浸泡。桂圆肉洗净，备用。

❷ 锅置火上，放入糯米，加入适量清水煮至粥将成。

❸ 放入桂圆肉、姜丝煮至米烂，加入白糖调匀，出锅即可。

萝卜瘦肉粥

原料

猪瘦肉50克，糯米100克，白萝卜、胡萝卜各30克

调料

葱花、盐各适量

制作方法

1. 白萝卜、胡萝卜分别放入水中洗干净，切成滚刀块。猪瘦肉处理干净，切成细丝。糯米淘洗干净，泡发，备用。

2. 往锅中倒入适量清水，下入糯米旺火煮开，改中火，放入胡萝卜块、白萝卜块煮至粥稠、冒泡。再下入猪肉丝熬制粥成，加入盐调味，搅拌均匀，出锅撒上葱花即可。

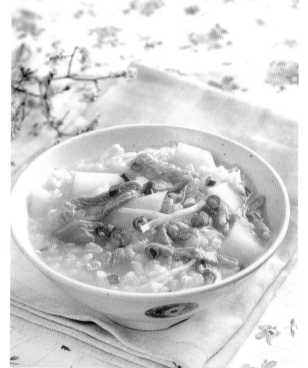

牛肚糯米粥

原料

牛肚100克，糯米50克，小麦30克

调料

葱花、盐、鸡粉各适量

制作方法

1. 牛肚处理干净，切成条。

2. 糯米、小麦分别拣去杂质，淘洗干净。

3. 净锅置火上，放入牛肚条、糯米、小麦，倒入适量清水，旺火煮开后转小火熬煮成粥，加入盐、鸡粉调味，出锅，撒上葱花即可。

保健功效

这款粥可收涩固精、止遗固泄，尤其适用于脾肾不足、腰膝酸软、尿频遗尿者食用。

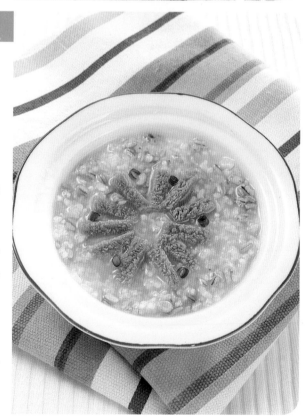

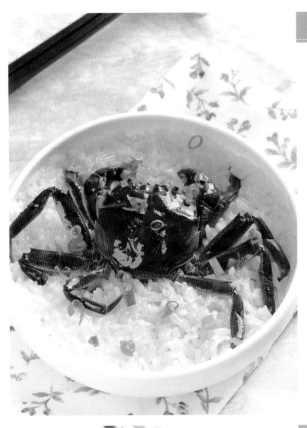

糯米蒸闸蟹

原料

糯米200克，大闸蟹1只（重约300克）

调料

葱花、绍酒、盐各适量

制作方法

1. 大闸蟹洗干净，用盐水泡2分钟，备用。

2. 糯米淘净，沥干水分，加入盐、绍酒拌匀，同闸蟹一起摆在盘内，入蒸锅蒸20分钟取出，撒上葱花即可。

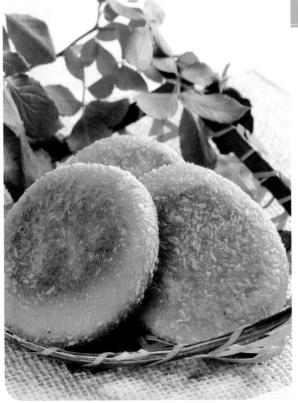

迷你南瓜饼

原料

小南瓜1个，糯米粉、椰蓉各100克，鸡蛋1个

调料

食用油、白糖各适量

制作方法

1. 南瓜洗净，削去外皮，掏净瓜瓤，切成小块，入蒸锅蒸熟。将煮熟的南瓜捞出，放到容器内用勺子碾碎，加入糯米粉、鸡蛋，搅拌均匀成馅。

2. 手上沾些干的糯米粉，将和好的南瓜馅拍成小饼状，蘸上椰蓉。

3. 锅里入油烧至八成热，放入南瓜饼煎至两面呈金黄色，出锅盛盘即可。

豆沙红薯饼

原料

红薯1个，糯米粉300克，豆沙100克

调料

植物油适量

制作方法

1. 红薯洗净，保留水分，用保鲜膜包好，放入微波炉高火加热8分钟至软烂（保留水分是为了红薯不会变太干）。

2. 用勺子将已经软烂的红薯碾成泥，加入适量糯米粉，和成光滑面团。将面团分成若干份，包入豆沙馅，团成圆球，压扁。

3. 锅中放少量植物油烧热，放入豆沙红薯饼，煎至两面呈金黄色即可。

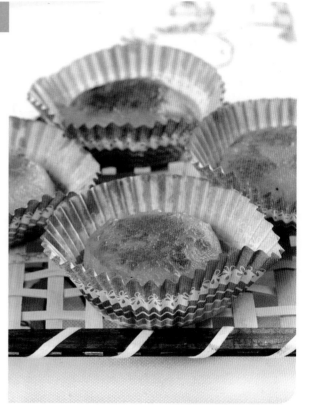

拌糖饺

原料

糯米600克

调料

菜籽油、白糖各适量

制作方法

1. 糯米洗净，浸泡4小时，取出冲净，加水磨成细浆，灌入布袋，挤干水分，取出盛入盆内。

2. 将粉浆捏成小团，入沸水锅内煮熟，捞出沥水，倒入未煮过的粉浆内揉匀。和好的粉团搓成条，揪成25个剂子，再逐个搓成饺子。

3. 锅入油烧至七成热，离火，顺锅边放入饺子，炸至浮起，再上火复炸至米黄色。把白糖盛入盆内，趁热放入饺子，挂上白糖即可。

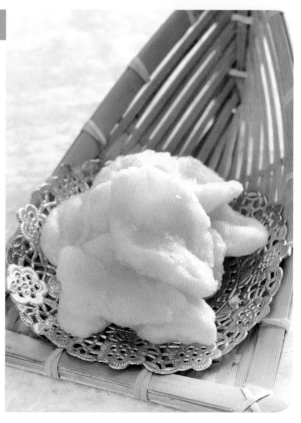

玉米

营养功效

玉米对预防食欲不振、水肿及尿道感染、糖尿病、胆结石等病症有一定的作用。脾胃气虚、气血不足、营养不良、动脉硬化、高血压、慢性肾炎水肿等疾病患者适宜食用。

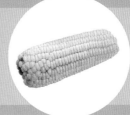

食用注意

发霉变质的玉米可致癌，不宜食用。另外，患有干燥综合征、糖尿病、更年期综合征且属阴虚火旺之人不宜食用爆米花，否则易助火伤阴。

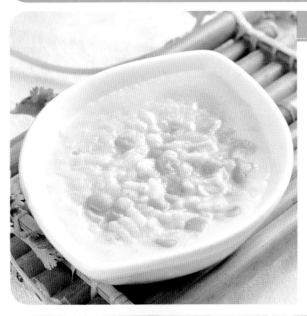

玉米稀饭蒸蛋

原料

玉米粒30克，熟大米稀饭，鸡蛋2个

调料

盐适量

制作方法

1. 将玉米粒放入熟大米稀饭中搅拌均匀后，加入盐调味。
2. 取蛋打散后浇在大米稀饭上备用。
3. 取蒸锅，将拌好的稀饭放入蒸锅中蒸约8分钟至熟，出锅即可。

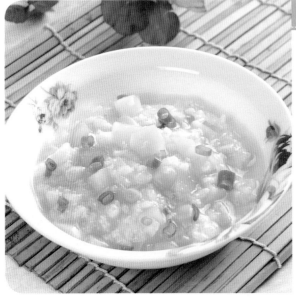

香甜玉米粥

原料

大米50克，苹果、玉米粒各30克

调料

冰糖、葱花各适量

制作方法

1. 大米淘洗干净，用清水浸泡。苹果洗净后切丁。玉米粒洗净。
2. 锅置火上，放入大米，加适量清水煮至八成熟。
3. 放入苹果丁、玉米粒煮至米烂，放入冰糖熬溶调匀，出锅装碗，撒上葱花便可。

腰果玉米

原料

鲜玉米粒300克，腰果、黄瓜、胡萝卜各50克

调料

食用油、白糖、姜末、盐各适量

制作方法

① 玉米粒洗净，煮熟。黄瓜、胡萝卜洗净，切丁。

② 锅入油烧热，放入腰果炸一下，捞出，控油。

③ 另起锅入油烧热，放入姜末爆香，先放入胡萝卜丁炒至八成熟，再放入玉米粒、腰果、黄瓜丁翻炒，最后用盐、白糖调味，翻匀出锅，装盘即可。

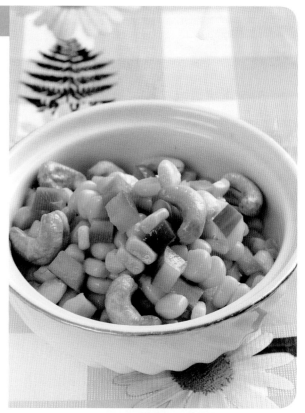

玉米棒炖排骨

原料

猪排骨200克，玉米、胡萝卜各50克

调料

盐适量

制作方法

① 猪排骨洗净，切小段，放入沸水锅里汆烫一下，捞出洗净，去除上面的血水。

② 玉米与胡萝卜都洗净，切小段。

③ 往锅里加水放入排骨、玉米、胡萝卜，大火煮开再转文火炖熟，放入盐调味，出锅即可。

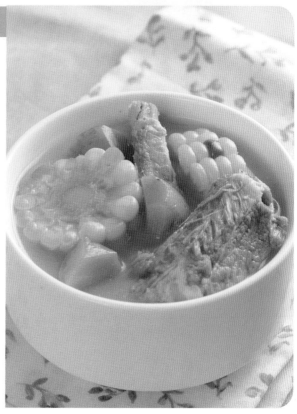

小米

营养功效

小米既养先天之本——肾脏，又补后天之体——脾胃，其营养丰富，消化吸收率高，为养生保健之佳品，适合于幼儿的营养保健，也是体弱多病者的滋补佳品。

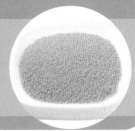

食用注意

一般人群均可食用。气滞者忌用；素体虚寒、小便清长者慎食。

小米粥海参

原料

水发海参2只，小米50克，胡萝卜、油菜各20克

调料

盐、鸡汤各适量

制作方法

1. 海参去掉肚里泥沙，洗净。胡萝卜洗净，切末。油菜洗净，切末。

2. 小米淘洗干净，放入锅里，加入鸡汤，用旺火煮开，转成小火煮烂。

3. 加入胡萝卜末、油菜末、海参，加盐调味，再煮3分钟，出锅即可。

小米南瓜粥

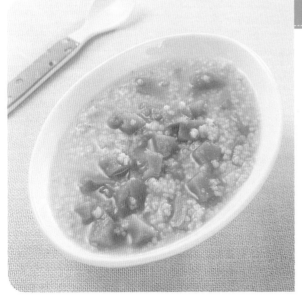

原料

小米200克，南瓜150克

调料

白糖适量

制作方法

1. 小米用清水淘洗干净。南瓜洗净，去皮、瓤，切块。

2. 净锅置火上，放入小米，倒入适量清水，旺火熬至七成熟，加入南瓜块，转小火再熬至粥呈金黄色，略稠，出锅，加入白糖调匀即可。

陈皮小米粥

原料

小米50克，银耳2小朵，枸杞20克

调料

陈皮、冰糖各适量

制作方法

1. 小米、陈皮分别淘洗干净，泡发，备用。银耳提前泡发，洗净，枸杞浸泡半小时，捞出，洗净。

2. 锅中加入适量清水，放入陈皮、银耳，旺火煮沸，改小火熬煮10分钟。

3. 放入小米，旺火再次煮沸，改小火继续熬煮15～20分钟。放入枸杞、冰糖，继续煮10分钟，至冰糖完全溶化，出锅即可。

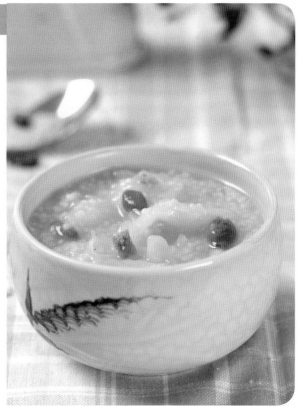

燕麦小米粥

原料

绿豆100克，燕麦100克，小米50克

调料

冰糖适量

制作方法

1. 绿豆洗净，放入清水中浸泡2个小时，捞出备用。燕麦清洗干净，备用。

2. 小米洗净，倒入清水中浸泡30分钟，捞出备用。

3. 净锅置火上，倒入适量清水，放入绿豆、小米、燕麦，用旺火煮沸，改小火熬煮成粥，加入适量冰糖调味，继续煮至冰糖完全溶化，即可出锅。

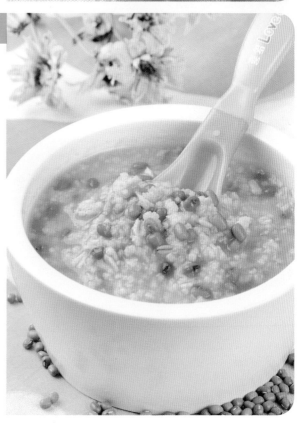

薏米

营养功效

在《本草新编》中，薏米"最善利水，不至损耗真阳之气，凡湿盛在下身者，最宜用之，视病之轻重，准用药之多寡，则阴阳不伤而湿病易去"，正是薏米的健脾、补肾作用。

食用注意

薏米微寒，虚寒体质者不适宜长期食用，孕妇及正值经期的女性不宜食用。薏米比较难煮熟，在煮之前需要以温水浸泡2~3小时。

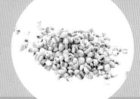

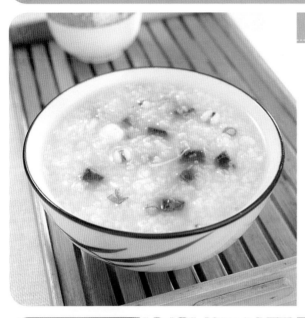

薏米猪肺粥

原料

猪肺、粳米各100克，薏米、杏仁各50克

调料

葱花、姜末、盐、鸡粉、料酒各适量

制作方法

❶ 猪肺洗净，切块，加适量水及料酒煮至七成熟，捞出，切丁。粳米、薏米、杏仁分别洗干净。

❷ 粳米、薏米、杏仁、猪肺丁一起入锅，加水及葱花、姜末、盐、鸡粉、料酒，置旺火上煮沸，改用小火煨熬至粳米熟烂即可。

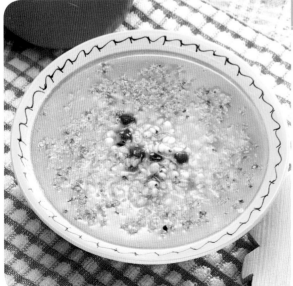

冰糖薏米粥

原料

薏米25克，山楂糕15克

调料

冰糖、糖桂花各适量

制作方法

❶ 薏米用温水洗净，放入碗内，加入适量清水（以没过薏米为度），上笼蒸熟，取出。

❷ 山楂糕切成小丁。

❸ 锅置火上，加入清水，放入冰糖、糖桂花，待糖化、汁浓时倒入薏米、山楂糕丁煮至其漂在汤上即可。

薏米冬瓜羊肉汤

原料

羊肉350克，薏米200克，胡萝卜100克，冬瓜80克

调料

葱、盐、胡椒粉各适量

制作方法

1. 羊肉泡净血沫，切成方块，备用。薏米洗净入水中浸泡，备用。

2. 胡萝卜、冬瓜分别洗净，去皮，切块。葱洗净，切葱花。

3. 往锅中加清水，放入羊肉块、薏米、胡萝卜块、冬瓜块，旺火煮开后转小火慢煮，放入葱花，加入盐、胡椒粉调味，出锅即可。

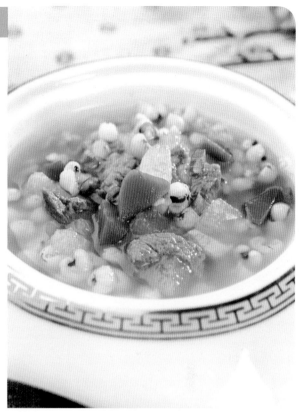

薏米牛蒡汤

原料

牛蒡300克，薏米、胡萝卜各150克，芹菜末、香菜末各10克

调料

姜片、盐各适量

制作方法

1. 薏米拣去杂质，放入清水中浸泡一晚。牛蒡放入水中洗干净，去皮，切成片。胡萝卜洗干净，切成花片。

2. 往锅中放入适量清水，下入牛蒡片、薏米，旺火滚开，转小火煮约20分钟。

3. 再放入胡萝卜片、姜片煮滚，加入盐调味，起锅前撒上芹菜末、香菜末即可。

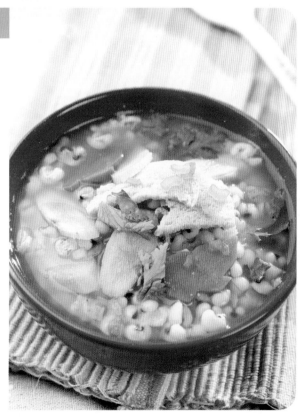

黄豆

营养功效

《黄帝内经》认为"肾谷豆"，因为豆的外形与肾很相似。豆通常指大豆，也就是黄豆。常食大豆可滋阴补肾、益精血、强筋骨。

食用注意

黄豆虽具有补肾作用，但是在生长发育阶段的男性不宜多食，因为摄入雌性激素量的多少，会直接影响到未来精子的质量和生育能力，过量摄入雌性激素会导致男性在晚年患睾丸癌。

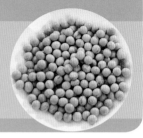

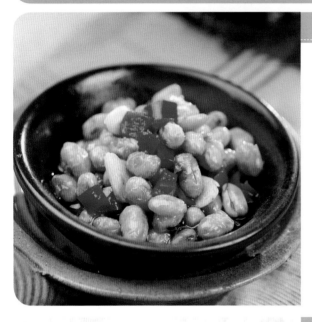

醋腌茴香豆

原料

黄豆200克

调料

蒜片、盐、醋、泡椒段、藿香、食用油各适量

制作方法

① 黄豆浸泡一天后捞起，洗净。

② 用泡椒段、蒜片、盐、醋、藿香调匀成味汁。

③ 锅置火上，放入油烧至油温140℃，放入黄豆炸至酥香，再放入味汁中，浸泡入味即可。

茄子焖黄豆

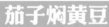

原料

茄子200克，黄豆60克，香菜8克

调料

盐、香油、酱油、花椒各适量

制作方法

① 茄子洗净，切块。香菜洗净，切末。黄豆泡一天，捞出，洗净。

② 净砂锅置火上烧热，旺火煮至水将开，倒入黄豆煮沸后改小火煮熟。

③ 锅中加适量酱油和盐调味，倒入茄块焖至入味，撒上香菜末，淋上香油，即可出锅。

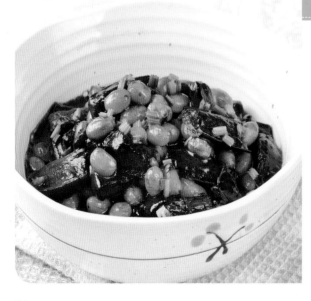

黄豆炖猪蹄

原料

猪蹄400克，黄豆50克

调料

葱花、姜片、蒜片、盐、香叶、桂皮、八角、醋、料酒、食用油各适量

制作方法

❶ 猪蹄洗净，斩块，入沸水锅中焯水，捞出，洗净血污。黄豆用温水泡发。

❷ 锅中放油烧热，将葱花、姜片、蒜片、八角、桂皮、香叶、料酒、醋爆香，放入猪蹄块翻炒，加入水、黄豆，旺火煮沸，转文火炖至熟烂，用盐调味，出锅装盘即可。

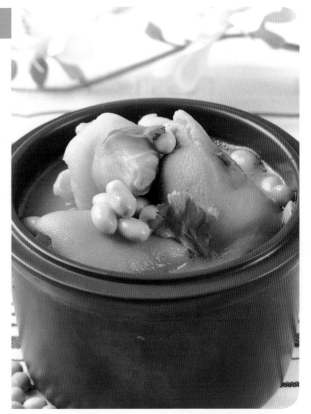

番茄黄豆牛腩

原料

牛腩400克，番茄200克，黄豆180克，洋葱50克

调料

盐、胡椒粉、黄油、鲜汤各适量

制作方法

❶ 牛腩洗净，切块，放凉水锅中，烧至水开，撇去浮沫，将牛腩捞出，洗去血污。黄豆泡好后煮一下去腥气。

❷ 番茄洗净，去皮，切块。洋葱洗净，切块。

❸ 锅烧热加入黄油，溶化后放入番茄炒至糊状，加入鲜汤、牛腩、黄豆，慢火烧至肉质熟烂，放入洋葱，煮出香味后加入盐、胡椒粉，汤汁浓稠时装盘即可。

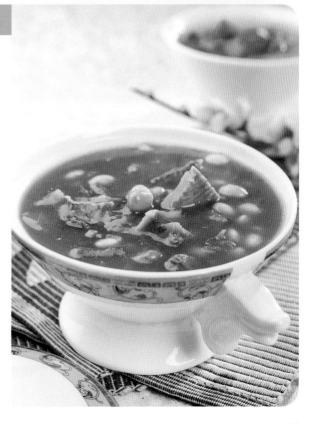

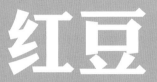

红豆

营养功效

红豆与其他豆类一样具有补肾的作用，有清心养神、健脾益肾的功效，如果与莲子、百合搭配食用更有固精益气、止血、强健筋骨的作用，对补肾固精、提升内脏活力有一定功效。

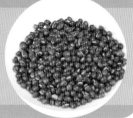

食用注意

肾脏性水肿、心脏性水肿、肝硬化腹水等患者适宜食用。肠胃较弱、尿多者不宜食用。

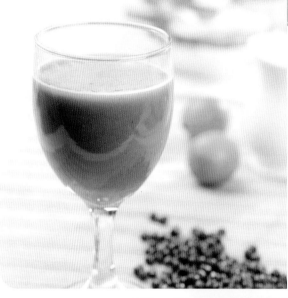

红豆小米汁

原料

红豆60克，小米50克

调料

蜂蜜适量

制作方法

1. 将红豆、小米分别淘洗干净，浸泡12小时。

2. 将红豆、小米放入全自动豆浆机中，加入适量清水，搅打10~20分钟，煮成豆浆，过滤，装杯，稍凉后加入蜂蜜调味，饮用即可。

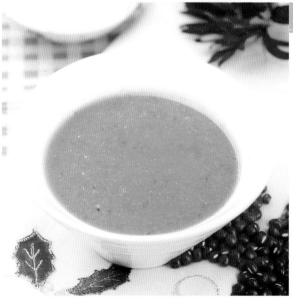

红豆养颜豆浆

原料

红豆100克

调料

白糖适量

制作方法

1. 将红豆拣去杂质，放入清水中浸泡至发软，捞出，洗净。

2. 将泡好的红豆放入全自动豆浆机中，加入适量清水，搅打10~20分钟，煮成豆浆。

3. 将煮好的豆浆用过滤网过滤、去渣，加入适量白糖调味即可。

红豆鸭汤

原料

鸭肉500克，红豆、苹果各100克，青椒20克

调料

盐适量

制作方法

1. 红豆拣去杂质，洗净，用清水浸泡4小时。青椒洗净，切片，用沸水焯水，备用。

2. 苹果去皮，洗净，切块，浸在淡盐水中。鸭肉洗净，切成块，放入沸水锅中汆透，捞出，沥干水分。

3. 将红豆、鸭肉块、苹果块放入锅内，加适量清水，旺火煮沸后改小火煲3小时，加入盐调味，出锅，放上青椒片即可。

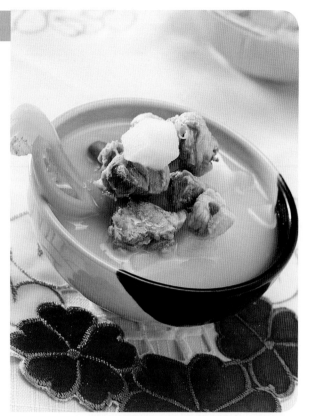

燕麦红豆粥

原料

燕麦100克，红豆50克

调料

白糖适量

制作方法

1. 燕麦洗净，提前浸泡一夜。红豆洗净，用清水浸泡3小时。

2. 往锅中加适量清水，放入燕麦、红豆，旺火煮沸，改小火慢熬。

3. 所有食材熟烂后，加入少许白糖调味，出锅即可。

保健功效

红豆所含蛋白质属不完全蛋白质，与燕麦搭配食用可使蛋白质互补。这款粥可清热利尿、养护五脏。

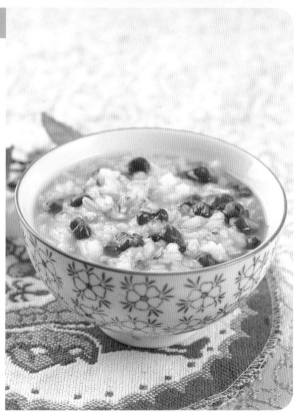

黑豆

营养功效

中医认为不同颜色的食物归属于人体不同的脏器，而黑色和肾脏相对应。黑豆味甘，归肾经、脾经，具有补肾健脾的作用。

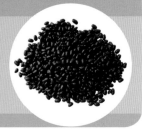

食用注意

平时食用黑豆时最好煮食或做成豆浆、豆腐等豆制品后再食用。

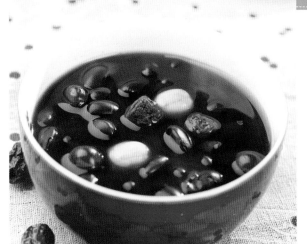

桂圆黑豆红枣汤

原料

黑豆350克，桂圆肉100克，莲子50克，红枣适量

调料

白糖适量

制作方法

1. 黑豆、红枣、莲子分别拣去杂质，放入清水中洗净，泡发。
2. 往锅中放入适量清水，放入桂圆肉、泡好的黑豆、红枣、莲子，小火煮1小时，撇去汤上的浮渣，待汤汁收浓，食用时加入白糖即可。

黑豆鲤鱼汤

原料

鲜鲤鱼300克，黑豆150克

调料

盐适量

制作方法

1. 将鲤鱼洗净，去鳞、内脏。
2. 黑豆浸泡一夜，捞出，洗净后放入鲤鱼腹中，把裂口缝合。
3. 将鲤鱼放入清水锅中，旺火烧开后改文火，熬至鱼、豆均烂熟成浓汤，加入适量盐调味即可食用。

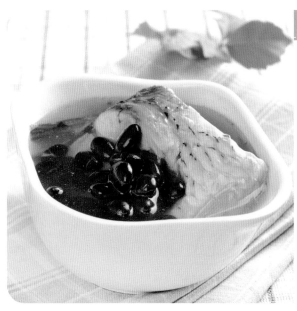

绿豆车前子黑豆汤

原料

绿豆、黑豆各50克，车前子15克

调料

蜂蜜适量

制作方法

1. 车前子放入清水中浸泡，捞出，洗干净，用洁净的纱布包好，制成车前子药包。绿豆、黑豆淘洗干净。

2. 将车前子药包同绿豆、黑豆一起放入锅中，加入适量水煎煮至绿豆、黑豆熟烂，离火，弃去药包，加入蜂蜜调味即可。

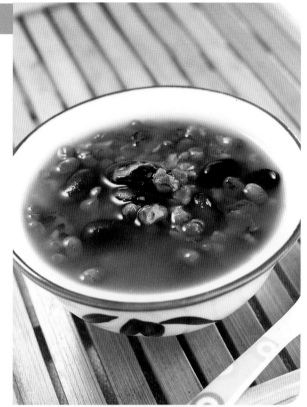

粳米黑豆浆

原料

黑豆100克，粳米50克

调料

白糖适量

制作方法

1. 黑豆和粳米分别拣去杂质，放入清水中淘洗干净，放碗中加温水浸泡2~4小时至回软，捞出，沥干水分，备用。

2. 将泡好的黑豆和粳米放入全自动豆浆机中，加入适量清水，搅打10~20分钟左右，煮成豆浆。

3. 将煮好的豆浆用过滤网过滤、去渣，加入适量白糖调味，出锅即可饮用。

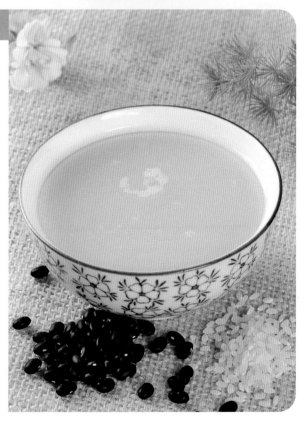

绿豆

营养功效

中医认为，绿豆可消肿通气、清热解毒。常食绿豆，对预防高血压、动脉硬化、糖尿病、肾炎有辅助作用。

食用注意

身体虚寒或脾胃虚寒者不宜过量食用，否则会出现腹痛腹泻，阴虚者也不宜大量食用，否则会致虚火旺盛而出现口角糜烂、牙龈肿痛等症状。

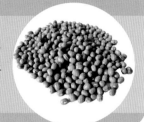

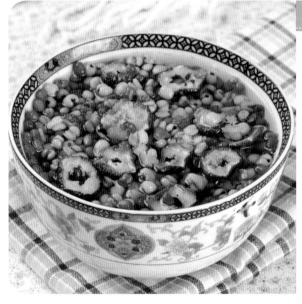

绿豆薏仁汤

原料

绿豆60克，薏仁40克，山楂20克

调料

冰糖适量

制作方法

1. 将绿豆、薏仁分别洗净，用清水浸泡2小时；山楂洗净，切成小片。
2. 往砂锅中加适量清水，放入绿豆、薏仁、山楂，大火煮沸，改小火炖10分钟。
3. 加少许冰糖调味，稍煮关火，不要揭盖，继续焖10分钟即可。

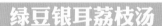

绿豆银耳荔枝汤

原料

绿豆100克，荔枝8枚，水发银耳50克

调料

冰糖适量

制作方法

1. 将绿豆洗净，用清水浸泡1小时。荔枝剥皮，洗净。水发银耳洗净，撕成小朵。
2. 往锅中放适量清水，放入绿豆、银耳大火煮沸，改小火煮至绿豆开花。
3. 放入荔枝，加少许冰糖调味，继续煮10分钟即可。

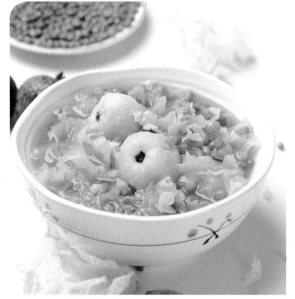

双米绿豆浆

原料

绿豆100克，糯米50克，玉米碴50克

调料

蜂蜜适量

制作方法

1. 将绿豆、玉米碴、糯米分别拣去杂质，淘洗干净。

2. 把泡洗好的绿豆、玉米碴和糯米放入豆浆机中，加入适量清水，选择豆浆机上豆浆制作程序，搅打10~15分钟，榨成豆浆，用过滤网过滤去渣，待温时加入适量蜂蜜搅拌均匀，即可饮用。

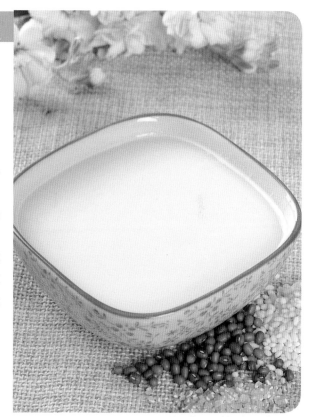

绿豆荷叶粥

原料

粳米150克，荷叶50克，绿豆30克

调料

白糖适量

制作方法

1. 荷叶洗净，切成块。绿豆洗净，放入清水中浸泡2个小时，捞出。粳米洗净。

2. 往锅中加适量清水，倒入洗净的粳米、绿豆，开大火煮沸后改小火熬煮成粥。

3. 将切好的荷叶倒入锅中，覆盖在粥的上面，待粥变成淡绿色且飘出淡淡清香后，出锅加入适量白糖调味即可食用。

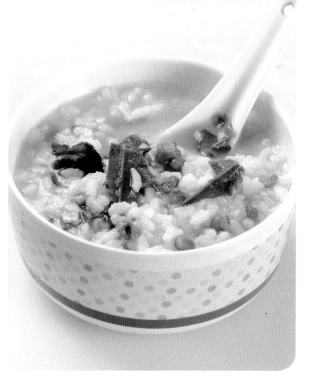

花生

营养功效

花生，性平，味甘，归脾、肺经。中医学认为，花生有扶正补虚、悦脾和胃、润肺化痰、滋养调气、利水消肿、止血生乳的功效，对养肾有一定食疗作用。

食用注意

从营养方面考虑，花生油炸食用首先不可取。生食也不可取，因为在花生生长过程中会感染黄曲霉菌毒素，黄曲霉菌毒素是公认的最强的致癌物，会沉积在肝脏中，诱发肝癌。

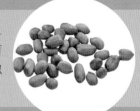

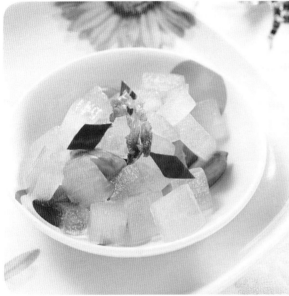

盐水花生芦荟

原料

花生300克，芦荟叶肉100克，红椒10克

调料

香菜叶、盐各适量

制作方法

1. 花生洗净，放入清水锅中，用小火煨至酥碎，加盐调味，倒去花生汁水，装盘。香菜叶洗净。

2. 芦荟叶肉煮熟后取出，切丁，铺摆在花生上。

3. 将红椒洗净，切成菱形片，点缀在花生、芦荟上，撒香菜叶即可。

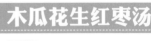

木瓜花生红枣汤

原料

木瓜750克，花生150克，红枣5枚

调料

片糖适量

制作方法

1. 木瓜洗净外皮，刮去皮、籽，切成滚刀块。

2. 花生、红枣分别洗净。

3. 将木瓜块、花生、红枣和适量清水放入煲内，放入片糖，待水滚后改用小火煲1小时即可饮用。

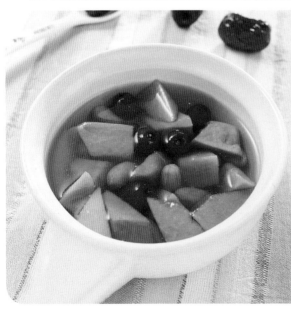

花生桂圆红枣汤

原料

带皮花生仁300克，桂圆肉100克，红枣20枚

调料

白糖适量

制作方法

1. 花生仁洗净，提前用清水泡涨，沥干水分，备用。红枣洗净，泡发，备用。

2. 净锅置火上，把花生仁、红枣放入锅中，加入适量清水，盖上锅盖，旺火煮开，转小火慢炖40分钟左右。

3. 桂圆肉洗净，加入锅中续煮5分钟左右，加入适量白糖调味，出锅即可。

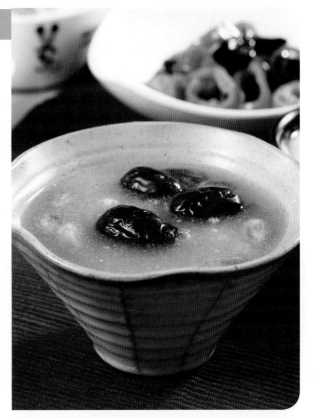

柠檬花生紫米豆浆

原料

黄豆浆200毫升，柠檬1/2个，紫米50克，花生10克

调料

冰糖适量

制作方法

1. 紫米拣去杂质，放入清水中浸泡3小时，捞出，洗净。柠檬洗净，用果汁机打成汁。

2. 紫米和花生分别拣去杂质，放入水中洗干净，与黄豆浆一同放入全自动豆浆机中，加入适量清水，搅打10~20分钟左右，煮成豆浆。

3. 加入冰糖拌匀，至冰糖完全溶化，滴入柠檬汁即可。

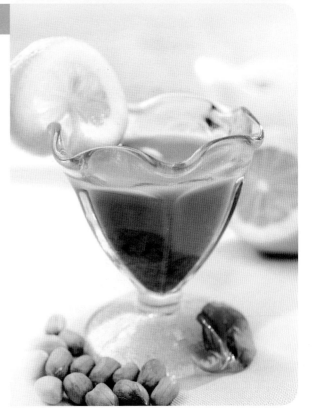

黑芝麻

营养功效

黑芝麻为黑色，入肾脏，对肾脏的滋补作用极强，它具有润肠通乳、补肝益肾、养发强体、抗衰老等功效。

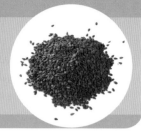

食用注意

一般人群均可食用。尤适宜肝肾疾病所致的眩晕、眼花、视物不清、腰酸腿软、耳鸣耳聋、发枯发落、头发早白等症，患有慢性肠炎、便溏腹泻者忌食。

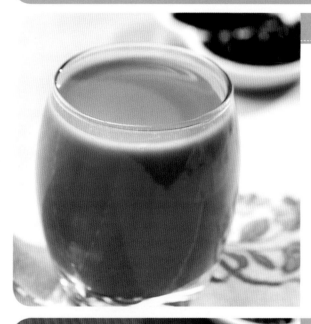

芝麻黑豆豆浆

原料

黑芝麻10克，花生10克，黑豆80克

调料

白糖适量

制作方法

1. 将黑豆洗净浸泡6~16小时，黑芝麻洗净。
2. 将花生泡透去皮。
3. 将泡好的黑豆、花生放入全自动豆浆机内，搅打10~15分钟打成豆浆，用过滤网过滤去渣，加入适量白糖调味，饮用即可。

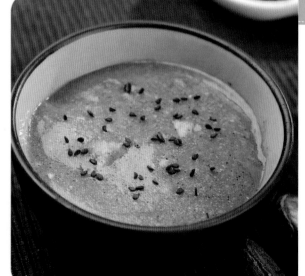

芝麻板栗豆浆羹

原料

黑芝麻、板栗仁、黄豆各100克

制作方法

1. 黑芝麻用小火焙熟。板栗仁切小块。黄豆温水浸泡，放入豆浆机中加水打成豆浆，倒出备用。
2. 将黑芝麻、板栗放入豆浆机中，打成粉末。
3. 将打好的黑芝麻、板栗粉盛入碗内，将豆浆煮开，倒入碗内搅成糊即可。

芝麻榛仁饼

【原料】

面粉300克，黑芝麻、榛子、鸡蛋各50克，核桃25克

【调料】

植物油、黄油、白糖、碱各适量

【制作方法】

1. 往面粉中加白糖、碱、植物油和清水和成面团。核桃、榛子、黑芝麻分别炒熟压碎，一起放入碗中，加适量黄油、白糖和面粉搅拌均匀，制成馅料。

2. 将面团放在案板上，揉匀后制成剂子，擀成圆饼，包入馅料后再次擀成圆饼。

3. 往平底锅中加植物油烧热，放入圆饼，煎至两面金黄，即可出锅。

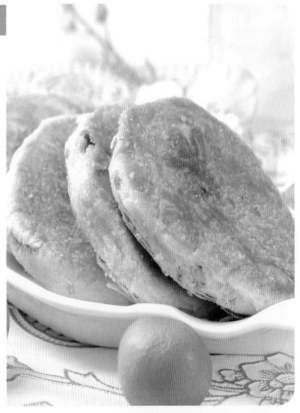

黑芝麻酸奶糊

【原料】

纯牛奶500克，原味酸奶50克，黑芝麻20克

【调料】

蜂蜜适量

【制作方法】

1. 将纯牛奶和原味酸奶倒入消毒的酸奶机中搅匀，盖上盖子。接通电源，保温发酵约8小时，即成酸牛奶。

2. 黑芝麻入锅，用小火炒熟，放在料理机内打成细粉，待用。

3. 把发酵好的酸奶舀在杯中，撒上黑芝麻粉，淋上蜂蜜即可。

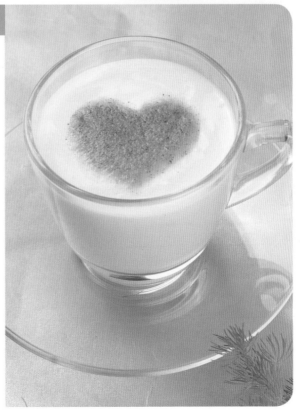

板栗

营养功效

中医认为板栗能补脾健胃、补肾强筋、活血止血，对肾虚有良好的疗效，故又称为"肾之果"。特别是老年肾虚、大便溏泻者更为适宜，经常食用能强身愈病。

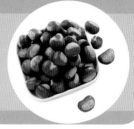

食用注意

脾胃虚寒者，不宜生吃，应该煨食、炒食，也可用板栗、红枣、茯苓、粳米煮粥喝。产妇、小儿便秘者不宜多吃。

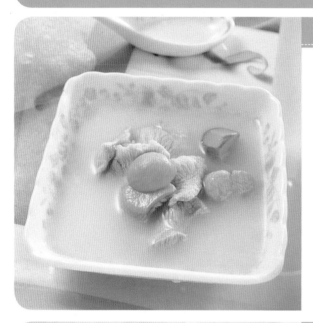

板栗猪肉汤

原料

猪瘦肉200克，板栗250克

调料

盐、鸡粉各适量

制作方法

1. 板栗剥去外壳。猪瘦肉处理干净，切成片。

2. 将板栗、猪肉片一同放入沸水锅中，旺火烧开，转小火熬煮成汤，加入适量盐和鸡粉调味，出锅即可食用。

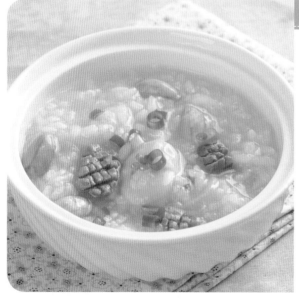

板栗花生猪腰粥

原料

猪腰、糯米各100克，板栗、花生各30克

调料

盐、葱花各适量

制作方法

1. 糯米、花生分别洗净。板栗去壳。猪腰洗净，剖开，去腰臊，打上花刀，切片，放沸水锅汆烫，捞出。

2. 往锅中倒入水，放入糯米、板栗、花生旺火煮沸。

3. 待米粒开花，放入猪腰花片，慢火熬煮，加盐调味，撒入葱花即可。

板栗玉米煲排骨

原料

板栗、玉米各100克，猪排骨450克，红枣50克，枸杞20克

调料

盐适量

制作方法

1. 板栗去壳、皮，洗净，备用。红枣、玉米分别洗净，将玉米切成3~4厘米长的小段，备用。
2. 猪排骨处理干净，剁块，入沸水锅中氽一下，捞出，洗净血沫，沥干水分备用。
3. 往锅中加适量清水，放入板栗、红枣、玉米段、猪排骨块、枸杞，旺火烧开后转小火熬煮2小时，出锅时加盐调味即可。

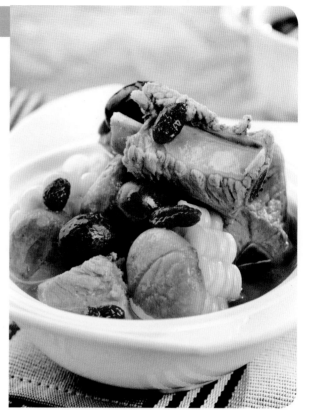

板栗红枣炖鸡

原料

鸡肉1只，板栗、红枣各50克

调料

盐、鸡粉各适量

制作方法

1. 鸡肉处理干净，剁成块，入沸水锅中氽水，捞出，洗净血污。
2. 将板栗去掉外壳和薄膜。红枣用水洗净，去核。
3. 把处理好的鸡肉块、板栗、红枣放入砂锅内，加入适量清水，旺火烧开，撇去浮沫，转小火炖2小时左右，至鸡块熟烂，放入盐、鸡粉调味，出锅即可。

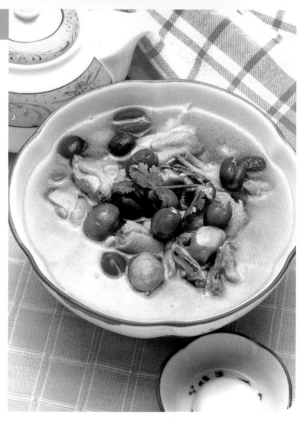

核桃

营养功效

核桃具有滋补肝肾、强筋健骨之功效，可用于缓解由于肝肾亏虚引起的症状，如腰膝酸软、须发早白、虚劳咳嗽、小便冷清。

食用注意

核桃属于高油脂类食物，一次不要吃得太多，否则会导致消化不良，建议一次食用20~30克为宜。

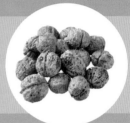

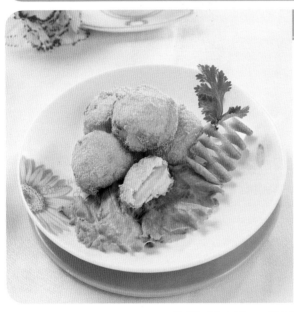

核桃豆腐丸

原料

豆腐、核桃仁各250克，鸡蛋液、豆粉各50克

调料

盐、淀粉、胡椒粉、鸡粉、食用油各适量

制作方法

❶ 将豆腐用勺子研碎，加入鸡蛋液、盐、淀粉、豆粉、胡椒粉、鸡粉拌匀，制成丸子，每个丸子中间夹一个核桃仁。

❷ 锅内入食用油，旺火烧至五六成热，下丸子炸熟即可。

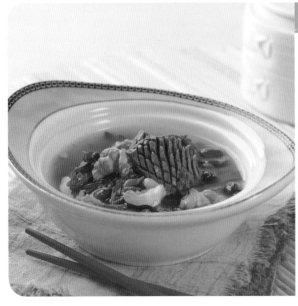

山茱萸核桃猪腰汤

原料

山茱萸12克，核桃仁30克，猪腰1个

调料

姜片、盐各适量

制作方法

❶ 山茱萸洗干净。猪腰处理干净，切成腰花。

❷ 往砂锅中加适量清水，放入山茱萸、核桃仁、腰花、姜片，旺火煮沸，改小火炖30分钟。

❸ 至腰花熟后，加少许盐调味即可。

四宝菠菜

[原料]

菠菜150克，核桃仁100克，瓜子仁、花生仁、十八街麻花末各50克

[调料]

味精、盐、醋各适量

[制作方法]

1. 菠菜洗净，菠菜根切成小粒，菠菜叶切成小块。

2. 锅入水烧开，入菠菜焯1分钟，出锅，备用。

3. 将菠菜放入盆中，先撒上掰碎的核桃仁，再放少许瓜子仁、花生仁，最后撒上十八街麻花末，加味精、盐、醋调味，搅拌均匀即可食用。

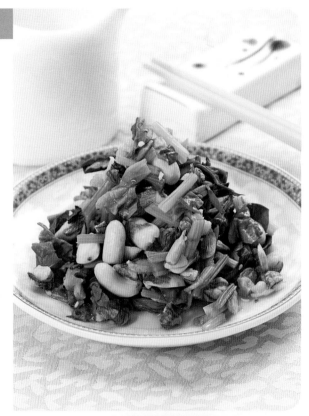

琥珀核桃

[原料]

核桃仁300克

[调料]

白糖、植物油各适量

[制作方法]

1. 往汤锅内加适量水烧开，放入核桃仁煮10分钟，捞出，沥干水分，备用。

2. 净炒锅置火上，倒入适量植物油，待油温烧至五成热，放入处理好的核桃仁炸至金黄色，捞出，沥油。

3. 炒锅内留少许底油，烧热，放入白糖炒至溶化，加入核桃仁翻炒均匀，盛出晾凉即可。

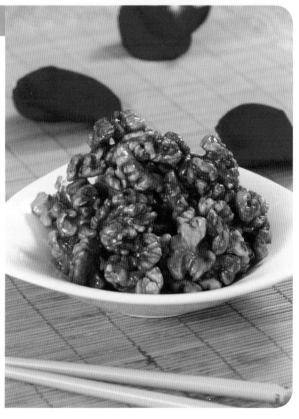

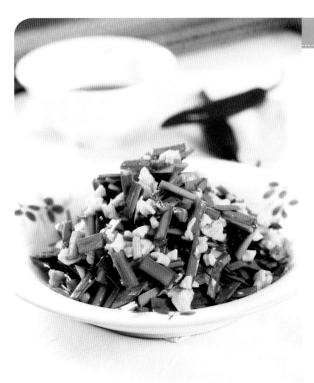

核桃仁炒韭菜

原料

核桃仁50克，韭菜250克

调料

盐、鸡粉、植物油各适量

制作方法

1. 韭菜择洗干净，切段。核桃仁放入清水中浸泡20分钟，去皮，切成小块，备用。
2. 净炒锅置火上，倒入适量植物油，待油温烧至五成热时放入核桃仁块炒熟，盛出。
3. 炒锅留少许底油烧至八成热，加入韭菜段炒熟，放入炒熟的核桃仁块翻炒均匀，加入盐和鸡粉调味，出锅装盘即可。

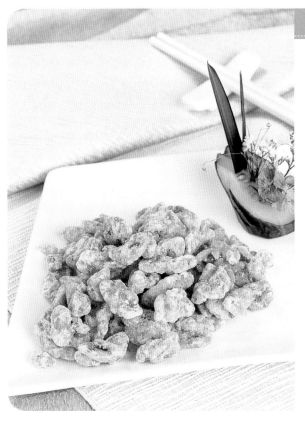

挂霜核桃仁

原料

核桃仁300克

调料

白糖、植物油各适量

制作方法

1. 将核桃仁放入沸水内浸泡10分钟，取出后用牙签挑去外皮。
2. 锅入油烧热，下核桃仁炸成淡黄色，待核桃仁轻浮于油面，捞出，沥油。
3. 炒锅复置火上，加入清水、白糖烧沸，不停地搅动，待糖汁起稠、有黏丝时，将锅离火，放入核桃仁拌匀，晾凉，倒入盘子内，上桌即可食用。

墨鱼炖核桃仁

原料

墨鱼300克，核桃仁10克

调料

盐、香油各适量

制作方法

1. 将墨鱼放入水中浸泡3小时，去鱼骨、内脏，洗净，切片。
2. 将核桃仁放入清水中浸泡，洗净，切成块。
3. 净锅置火上烧热，将处理好的墨鱼片与核桃仁块一同放入锅内，加入适量清水，用旺火烧沸，再改用小火煮熟，加入盐和香油调味，出锅即可。

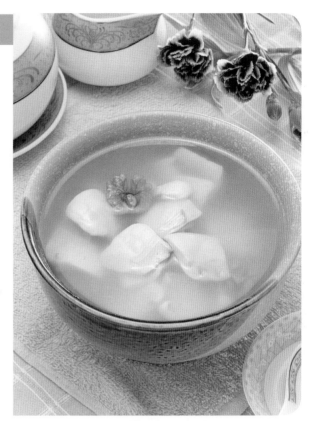

核桃仁粳米粥

原料

核桃仁100克，粳米120克

调料

白糖适量

制作方法

1. 将核桃仁洗净后切成米粒大小备用。粳米拣去杂质，淘洗干净，备用。
2. 净锅置火上烧热，倒入适量清水用旺火烧开，倒入洗净的粳米和核桃粒，大火煮沸后改小火继续熬煮15~20分钟左右，至成粥，加入适量白糖调味，搅拌至白糖完全溶化，出锅即可。

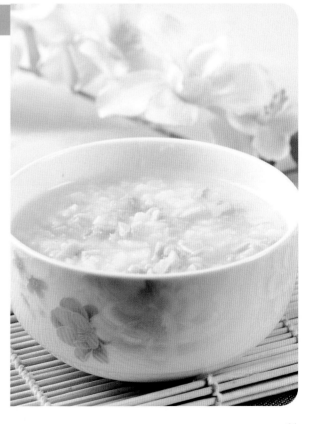

松子

营养功效 松子具有滋阴补肾、补益气血、润燥滑肠之功效，可用于缓解病后体虚、肌肤失润、肺燥咳嗽、口渴便秘、自汗、心悸等病症。

食用注意 松子油性比较大，不宜大量进食，当零食吃效果比较好。松子存放时间长了会产生油哈喇味，不宜食用。胆功能严重不良及多痰患者慎食。

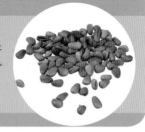

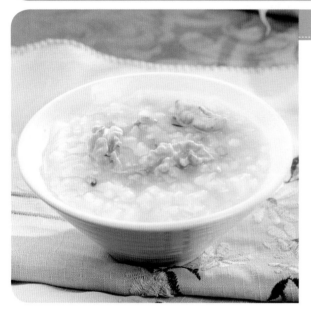

松子核桃粥

原料

松仁、核桃仁各15克，粳米100克

调料

白糖适量

制作方法

① 核桃仁、松仁分别洗净。粳米淘洗干净。

② 把粳米、核桃仁、松仁放入电饭煲内，加入适量清水，启动电饭煲，煲成粥，趁热加入白糖调味，出锅即可。

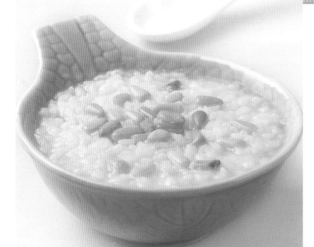

松子粥

原料

粳米50克，炸松仁50克

调料

蜂蜜适量

制作方法

① 粳米淘洗干净。

② 将粳米放入锅中，加入适量清水，熬煮至黏稠。

③ 熬至米烂时，加入炸松仁略煮，至粥再次滚开，加入蜂蜜调匀，出锅即可食用。

松子老北京奶酪

原料

松仁20克，牛奶1袋，葡萄干10克

调料

米酒、白糖各适量

制作方法

1. 将牛奶倒入奶锅中，开火，加入白糖搅拌均匀，用小火慢熬8分钟。关火，倒入碗中，彻底晾凉后揭去奶皮。

2. 将米酒倒入晾凉的牛奶中，搅拌均匀使之互溶。用锡纸包住碗口，平稳地放入烤箱中，150℃烤30分钟。取出，晾凉，放入冰箱冷藏1小时。

3. 松仁放烤箱中烤香。待奶酪冷却成型后从冰箱取出来，撒上松仁和葡萄干即可食用。

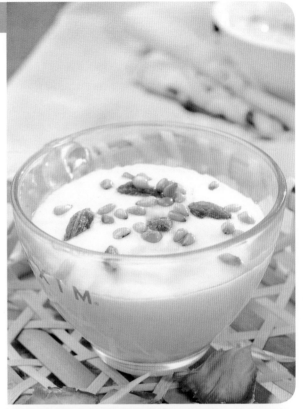

鲜花椒松子鸡

原料

鸡腿肉500克，炸松仁、青椒、红椒各100克

调料

姜片、葱段、蒜片、盐、花椒、干辣椒段、酱油、料酒、白糖、香油、鲜汤、植物油各适量

制作方法

1. 鸡腿肉洗净，切成方块，用料酒、酱油、盐腌入味。青椒、红椒去籽，去筋后切块。

2. 锅入植物油烧至五成热，放入鸡块炸至金黄，捞出沥干。

3. 锅内留底油，炒香花椒、干辣椒段，放入姜片、葱段、蒜片炒香，放入鸡块，加料酒、酱油、白糖、鲜汤、青椒、红椒炒匀，收汁，撒上松仁，淋入香油即可。

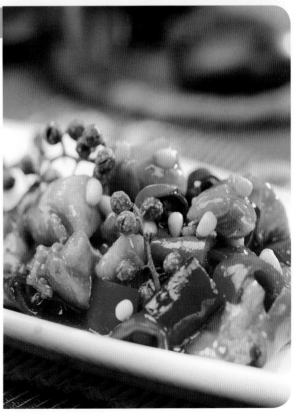

香菇

营养功效

香菇是一种高蛋白、低脂肪、无污染、无药害，集营养、保健、理疗于一身的纯天然食用菌。对肾虚尿频、水肿、气喘有独特疗效。

食用注意

香菇中含有核酸分解酶，用温度超过70℃的热水浸泡，分解酶会催发自身的核糖核酸，进而分解出含有香味的物质，使香菇更加鲜美，更有营养。

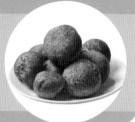

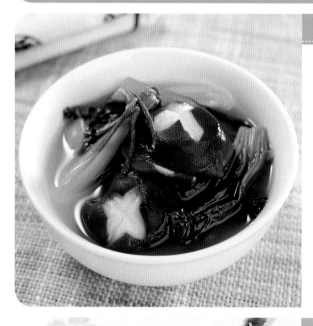

油菜香菇汤

原料

油菜、香菇各200克，火腿丝20克

调料

盐、牡蛎酱、鸡粉、料酒、高汤各适量

制作方法

1. 油菜择洗干净，一切为二。香菇用温水浸透，洗净，剞十字花刀。火腿丝入微波炉中烤脆，取出待用。

2. 锅置中火上，加高汤烧沸，下入香菇、牡蛎酱、料酒煮至香菇熟软，下入油菜煮至翠绿，加入盐、鸡粉调味，撒火腿丝搅匀即可。

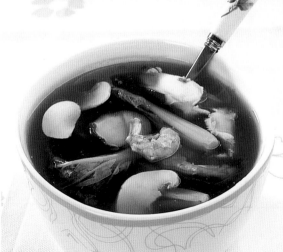

香菇海米汤

原料

香菇100克，菜心30克，海米20克

调料

葱末、姜末、盐、鸡粉、香油、植物油各适量

制作方法

1. 香菇洗净，去蒂，切成片。菜心洗净。海米用温水泡开，洗净备用。

2. 炒锅置火上，倒入油烧热，将葱末、姜末、海米爆出香味，放入香菇片煸炒片刻，放入菜心同炒，随后，倒入水，加入盐、鸡粉烧开，淋入香油即可。

酱烧香菇

原料

鲜香菇500克，红辣椒30克

调料

葱、盐、八角、白糖、酱油、蚝油、清汤、香油、植物油各适量

制作方法

① 香菇洗净。红辣椒洗净，切粒。葱洗净，切段。

② 锅中加入油烧热，下入葱段炒香，再放入八角炒匀，倒入清汤烧沸，然后加入白糖、酱油、盐、蚝油稍煮5分钟，捞出杂质成酱汤，备用。

③ 将香菇放入酱汤中，用小火酱约10分钟，再转旺火收浓酱汤，撒入葱花、红辣椒粒炒拌均匀，淋入香油，出锅装盘即可。

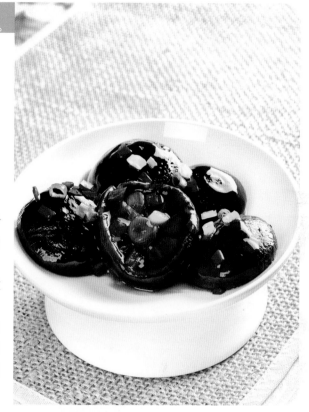

香菇烩芥菜

原料

鲜香菇400克，芥菜心、鸡腿菇、胡萝卜各50克

调料

盐、水淀粉、香油、清汤各适量

制作方法

① 鲜香菇洗净。鸡腿菇洗净。将芥菜心切除老茎后洗净，切成块，放入沸水锅中焯烫约2分钟至断生，捞出后放入凉水中冲凉，取出沥干。胡萝卜洗净，切花片。

② 将清汤倒入锅中用旺火煮沸，放入鸡腿菇、香菇、胡萝卜片略煮，放入芥菜心、盐煮熟，淋入水淀粉勾芡，滴入香油，拌匀后即可起锅。

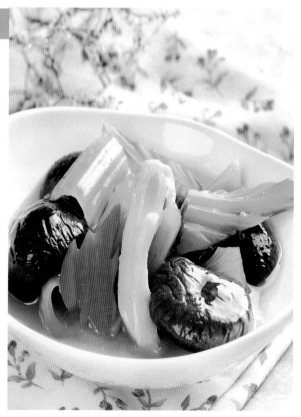

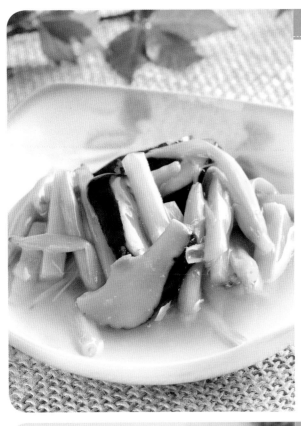

黄花菜烩双菇

原料

鲜黄花菜300克，香菇100克，鸡腿菇20克，冬笋50克

调料

盐、水淀粉、清汤、植物油各适量

制作方法

1. 鲜黄花菜洗净，入沸水锅中焯熟，捞出。香菇用温水泡发，洗净，切片。鸡腿菇、冬笋分别洗净，切条，入开水中焯烫一下，捞出，沥干，备用。

2. 锅入植物油烧热，放入鸡腿菇条、冬笋条、香菇片略炸，放在黄花菜上。

3. 锅内留余油，加入清汤烧沸，再放入盐调味，最后用水淀粉勾薄芡，出锅浇在黄花菜上，即可上桌食用。

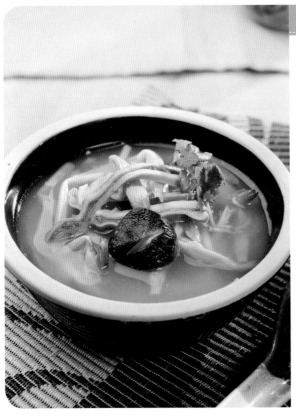

黄花菜猪肚煲

原料

猪肚300克，香菇、黄花菜各100克

调料

葱片、姜片、香菜叶、盐、白胡椒粒、料酒、白糖、植物油各适量

制作方法

1. 将猪肚翻洗干净切宽条，入沸水锅中焯水，捞出，沥干水分，备用。

2. 香菇、黄花菜用温水泡发，洗净。香菜叶洗净，备用。

3. 锅入植物油烧热，倒入猪肚条、香菇煸炒，加入适量的葱片、姜片、白胡椒粒、盐、料酒、白糖焖片刻。加入黄花菜，再加入适量清水，倒入高压锅中火压20分钟左右，再倒入砂锅，撒上香菜叶即可。

柠檬香菇汤

[原料]

香菇200克，柠檬150克

[调料]

高汤、白糖、蜂蜜各适量

[制作方法]

1. 将柠檬放入清水中浸泡15分钟，捞出，洗干净，切成薄片，留少许柠檬皮切成细丝。

2. 香菇用温水泡发，捞出，去柄，用清水洗干净，在菌盖上剞花刀，备用。

3. 净汤锅置火上烧热，加入适量高汤用旺火煮沸，下入香菇、柠檬片、柠檬皮丝，加入白糖、蜂蜜调味，旺火烧开，转小火煮至入味，出锅即可。

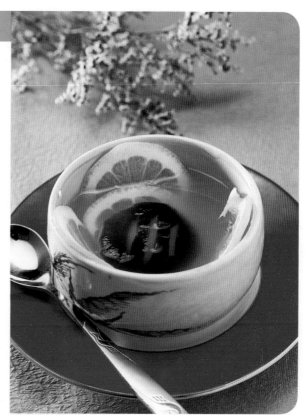

香菇萝卜汤

[原料]

水发香菇100克，白萝卜50克，虾皮、豌豆苗各10克

[调料]

盐、料酒、鸡粉、黄豆芽汤各适量

[制作方法]

1. 白萝卜洗净，去皮，切成细丝，下沸水锅内焯至八成熟，捞入汤碗内。虾皮用水浸泡。水发香菇去蒂洗净，切丝。豌豆苗择洗干净，下沸水锅焯透，捞出沥水。

2. 净锅置火上，加入黄豆芽汤、料酒、盐、鸡粉用旺火烧沸，撇去浮沫，先后下入白萝卜丝、香菇丝煮开，再投入豌豆苗、虾皮稍煮，起锅即可。

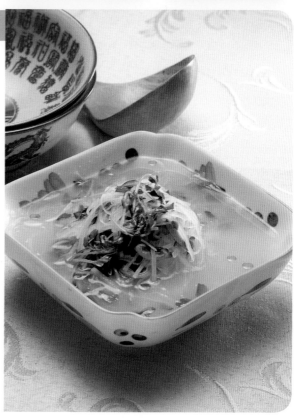

草菇

营养功效

草菇性寒，味甘、微咸、无毒。具有补脾益气、清暑热、滋阴壮阳、增强人体免疫力的功效，适量食用可起到养肾的作用。

食用注意

草菇性寒，平素脾胃虚寒者忌食。此外，无论鲜草菇还是干草菇都不宜浸泡时间过长。

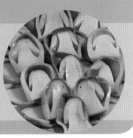

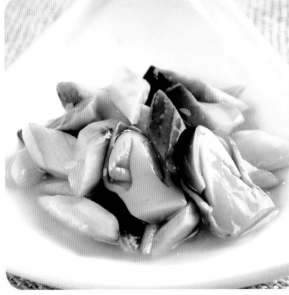

草菇烧丝瓜

[原料]

草菇100克，丝瓜300克

[调料]

葱花、姜末、水淀粉、鸡汤、香油、食用油、料酒、盐各适量

[制作方法]

1. 草菇洗净，切片。丝瓜洗净，去皮，切块。油锅烧热，放入丝瓜炸至断生，捞出控油。

2. 锅留油烧热，爆香葱花、姜末，加料酒、鸡汤、草菇、丝瓜烧沸，加盐调味，用水淀粉勾芡，淋香油即可。

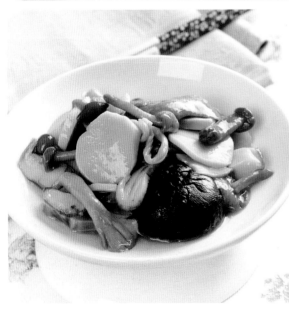

泰式焖杂菌

[原料]

珊瑚菇、白肉菇、秀珍菇、香菇、草菇各100克

[调料]

姜片、鱼露、白糖、花生油、盐各适量

[制作方法]

1. 将珊瑚菇、白肉菇、秀珍菇、香菇、草菇去根，洗净，焯水，捞起。

2. 锅入油烧热，爆香姜片，加珊瑚菇、白肉菇、秀珍菇、香菇、草菇炒匀，加入清水、鱼露、白糖、盐调味，盖上锅盖焖至汁收即可。

五宝鲜蔬

原料

油菜300克，黑木耳、胡萝卜、草菇、口蘑各50克

调料

盐适量

制作方法

1. 油菜掰成片，洗净。黑木耳用凉水泡开，去蒂，洗净，撕成小块。草菇、口蘑分别用水焯一下，切成厚片。胡萝卜洗净，切片。

2. 起油锅，放入油菜快速翻炒，用盐调味出锅，摆在盘底。

3. 另起油锅，依次放入胡萝卜、黑木耳、口蘑、草菇，快速翻炒，用盐调味，盛到刚才摆好的油菜上。

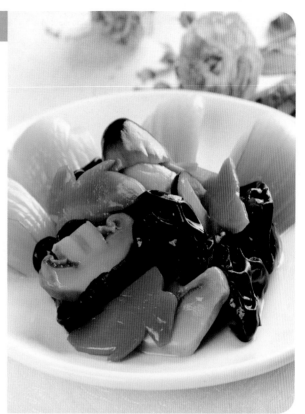

草菇毛豆炒冬瓜

原料

冬瓜300克，草菇50克，毛豆粒30克，胡萝卜丁30克

调料

水淀粉、香油、植物油、盐各适量

制作方法

1. 冬瓜洗净去皮，切丁。草菇洗净，一切两半。毛豆粒洗净。

2. 将冬瓜丁、草菇、毛豆粒、胡萝卜丁入沸水锅，焯熟，捞出，控水。

3. 油锅烧热，放入冬瓜、草菇、毛豆、胡萝卜煸炒，用盐调味，炒至入味，用水淀粉勾芡，淋香油炒匀出锅即可。

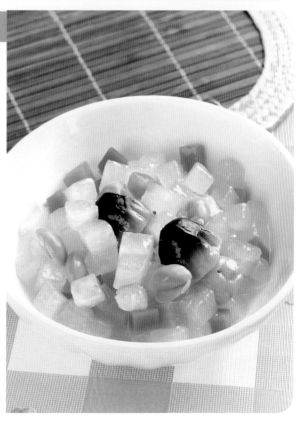

黑木耳

营养功效

黑木耳性平，味甘，入胃、大肠二经，具有滋阴补肾、增加免疫力的功效，对胆结石、肾结石等内源性异物有化解的作用。

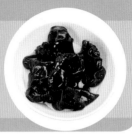

食用注意

黑木耳较难消化，并有一定滑肠作用，故脾虚消化不良或大便稀烂者慎食。烹炒前，将黑木耳放入温水中加盐浸泡半个小时，可以让黑木耳快速变软。

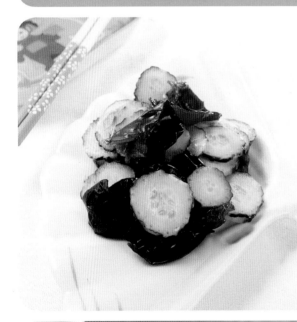

黑木耳炒黄瓜

原料

黄瓜450克，水发黑木耳100克

调料

葱花、生姜末、盐、植物油各适量

制作方法

1. 黄瓜去蒂，洗净，切成片。水发黑木耳洗净，撕小朵。

2. 炒锅置火上，放入适量植物油烧热，先放入葱花、生姜末稍炒，再放入黄瓜片、水发黑木耳迅速翻炒，加入盐调味，翻炒均匀即可。

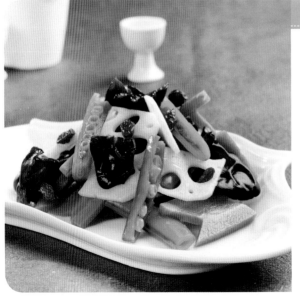

田园小炒

原料

甜豆、黑木耳各100克，莲藕、胡萝卜各200克

调料

香油、生抽、盐各适量

制作方法

1. 甜豆洗净，切长条。莲藕洗净，切薄片。黑木耳水发，洗净。胡萝卜洗净，切小块。

2. 油锅烧热，放进全部原料、生抽一起滑炒，炒至熟，下盐调味，淋上香油装盘即可。

花肠炖菠菜

【原料】

猪花肠400克，菠菜、黑木耳各100克

【调料】

葱末、姜末、盐、胡椒粉、料酒、花椒、八角、香油、植物油各适量

【制作方法】

① 猪花肠去油脂，洗净，剁成2厘米的段，焯水，用葱末、姜末、八角、花椒一同将肠煮烂。菠菜洗净，切段。黑木耳泡发择洗干净。

② 锅入植物油烧至六七成热，放入煮好的花肠炸至酥脆。

③ 锅加植物油烧热，下入葱末、姜末、料酒，加水，倒入花肠炖至汤白有香味，加入盐、胡椒粉、洗好的黑木耳、菠菜段略炖，淋香油，出锅即可。

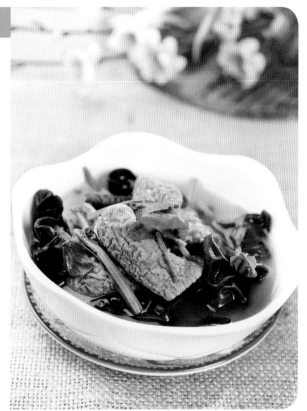

黑木耳炖酥肉

【原料】

去皮五花肉500克，鸡蛋3个，黑木耳20克

【调料】

葱段、姜末、盐、花椒、胡椒粉、高汤、干淀粉、菜油各适量

【制作方法】

① 将干淀粉加鸡蛋调成蛋淀粉。黑木耳泡发好后撕成块。去皮五花肉洗净，切成条，用盐拌过，再放入蛋淀粉内裹匀。

② 炒锅置旺火上，加菜油烧至七成热，将裹有蛋淀粉的五花肉条逐一放入锅内炸至金黄色，捞出，控油。

③ 锅内加高汤烧开，放入炸好的酥肉，同时放入黑木耳块、葱段、姜末、花椒、胡椒粉、盐烧开后移到小火上至酥肉肉烂即可。

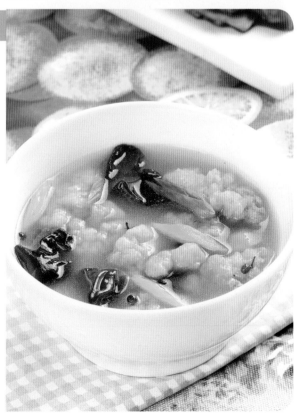

银耳

营养功效

银耳富含膳食纤维，可助胃肠蠕动，减少人体对脂肪的吸收。另外，银耳还是滋阴补肾、防癌抗癌、美容养颜的佳品。

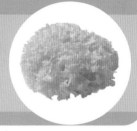

食用注意

银耳宜用开水泡发，泡发后应去掉未发开的部分，特别是那些呈淡黄色的东西。变质银耳不可以食用，以防中毒。

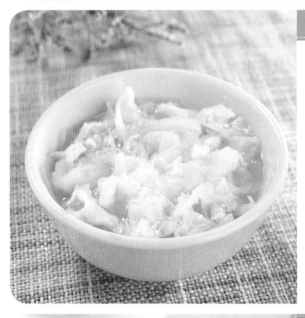

银耳鸡蛋羹

原料

银耳15克，鸡蛋50克

调料

冰糖、熟猪油各适量

制作方法

1. 银耳泡发，择净杂质，洗净，撕小朵。
2. 将银耳放入沸水锅中，改小火煎熬至银耳熟烂。另取锅放入冰糖，加水熬成冰糖汁，用纱布过滤。
3. 鸡蛋打破取蛋清，加水搅匀，倒入银耳锅内煮沸，撇去浮沫，加入冰糖汁烧开，加入熟猪油稍煮即可。

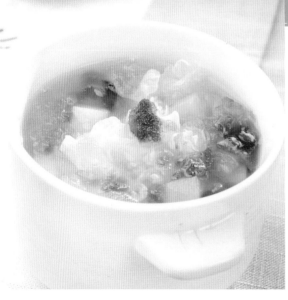

木瓜桃胶炖银耳

原料

银耳50克，木瓜1个，桃胶5克

调料

冰糖适量

制作方法

1. 桃胶泡发，择净杂质，掰成小块。银耳泡软，洗净掰成小朵。木瓜洗净，去皮、籽，切成丁。
2. 将桃胶、银耳和水放入锅中，旺火煮开，改小火煮30分钟，放入木瓜丁煮5分钟，再放入冰糖，至冰糖彻底溶化、汤汁浓稠即可。

海米烩双耳

[原料]

水发黑木耳、水发银耳各100克，海米30克

[调料]

葱片、姜片、盐、料酒、高汤、水淀粉、香油、植物油各适量

[制作方法]

1. 水发黑木耳、水发银耳分别洗净，去根，撕成小朵。海米用温水泡洗一下，捞出，洗净。

2. 锅中加植物油烧热，放入葱片、姜片、料酒炒出香味，倒入高汤用旺火烧开，放入海米、黑木耳、银耳煮沸，加入盐调味，用水淀粉勾薄芡，淋入香油，出锅装盘即可。

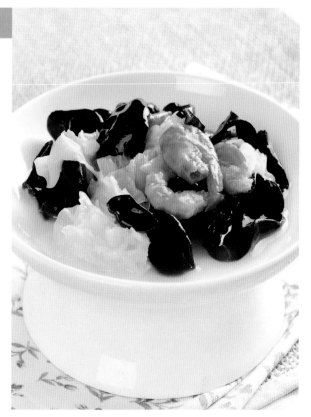

银耳枸杞山药汤

[原料]

山药300克，干莲子200克，枸杞、红枣各50克，银耳80克

[调料]

冰糖适量

[制作方法]

1. 山药清洗干净，刮去表皮，切成长段。

2. 干莲子、枸杞、银耳放入清水浸泡30分钟，然后将泡好的银耳撕成小块，去掉根部。

3. 往锅中放入适量清水，下入山药段以及泡好的干莲子、枸杞、银耳、红枣，用小火慢炖2小时，待汤汁黏稠、山药变得很绵软时，加入冰糖再煮5分钟，至冰糖完全溶化，出锅即可。

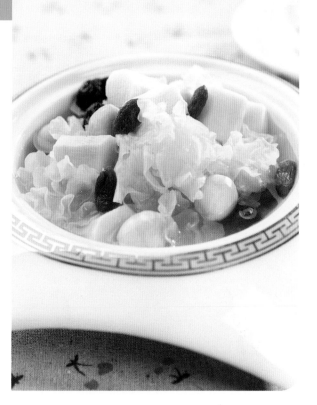

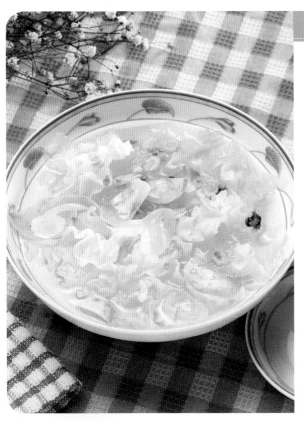

百合参耳汤

原料

银耳15克，百合、北沙参各20克

调料

冰糖适量

制作方法

1. 将银耳放入凉开水中浸泡2~4小时。将泡好的银耳用温水清洗干净，去根，撕碎。百合、北沙参分别洗净，备用。

2. 净蒸锅置火上烧热，倒入适量清水烧开，将银耳放入蒸碗中，加入清水适量，再加入百合、北沙参，放入锅中隔水蒸15分钟至熟烂。

3. 将蒸碗取出，加入冰糖调味，搅拌至冰糖完全溶化，食用即可。

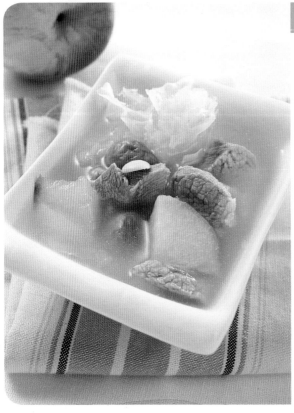

杏仁苹果瘦肉汤

原料

猪瘦肉500克，苹果2个，无花果4颗，杏仁、银耳各15克

调料

盐、白醋各适量

制作方法

1. 苹果洗净，去核，切成四瓣。银耳浸在水中泡软，洗净，撕小朵。

2. 猪瘦肉洗净，切大块，放入滚水锅中氽烫，捞出，控水备用。

3. 往汤煲中加水烧开，放入苹果块、猪瘦肉块、无花果、杏仁，旺火煮20分钟，改小火炖1~2小时，放入银耳再炖2小时，最后放入盐、白醋调匀即可。

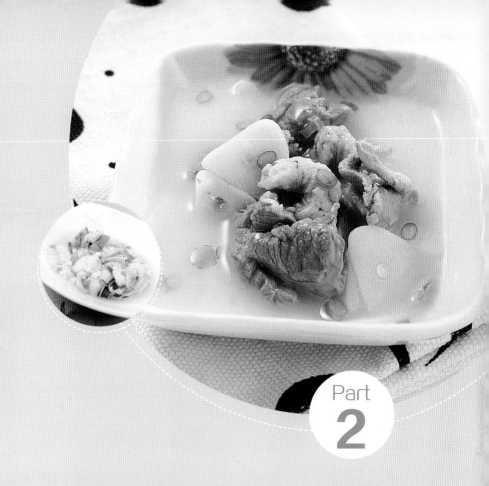

Part
2

肉类、蛋类

肉类食物当中含有大量的蛋白质，
这是人体所需要的营养物质，且容易被人体所吸收，对健康十分有益，
并且蛋白质存在于不同肉类食物中，
对人体所产生的保健功效也是不同的。
中医药古籍《本草纲目》记载：蛋性味甘平，
能安五脏、安心神；能定惊、安胎，具有养阴、健脾、补肺等作用，
且补而燥，
常吃能去病延年，
最适合成长中的儿童、青少年及孕妇食用。

猪肉

营养功效

清代王士雄在《随息居饮食谱》中指出，猪肉"补肾液、充胃汁、滋肝阴、润肌肤、利二便、止消渴"，即猪肉有润肠胃、生津液、滋肾阴、解热毒的功效。

食用注意

猪肉要斜切，因为猪肉的肉质比较细、筋少，如横切，炒熟后会变得凌乱散碎，如斜切，即可使其不破碎，吃起来又不塞牙。

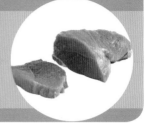

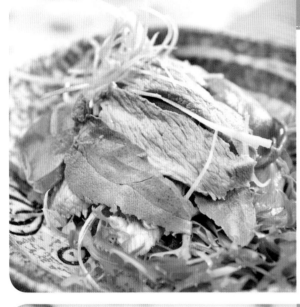

白灼双鲜

原料

猪腰300克，猪肉200克，苦菊20克

调料

姜丝、葱丝、酱油、淀粉、红辣椒末各适量

制作方法

❶ 猪腰处理干净，切片。猪肉洗净，切片，加酱油、淀粉腌入味。苦菊洗净，放入盘中。

❷ 将猪腰、猪肉汆水，捞出，沥干，放到装苦菊的盘中，撒入葱丝、姜丝，蘸酱油、红辣椒末食用即可。

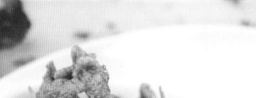

锅包肉

原料

猪里脊肉400克，香菜段60克，鸡蛋2个

调料

葱丝、姜丝、淀粉、酱油、白糖、醋、香油、鲜汤、植物油各适量

制作方法

❶ 猪里脊肉洗净，切大片，用淀粉、鸡蛋和少量水抓匀。

❷ 用酱油、醋、白糖、鲜汤调成味汁。

❸ 猪肉片放入热油锅炸至金黄色捞出。锅留底油，放葱丝、姜丝、香菜段、猪肉片炒匀，淋香油即可。

家乡盐煎肉

原料

猪里脊肉300克，彩椒50克，洋葱30克

调料

青蒜段、蒜片、盐、酱油、辣酱、白糖、淀粉、香油、腐乳、腐乳汁、植物油各适量

制作方法

1. 猪里脊肉洗净，切片，加酱油、盐、白糖、腐乳汁、淀粉、香油、植物油腌10分钟。

2. 洋葱去皮，洗净，切丝。彩椒洗净，去蒂、籽，切条。

3. 油锅烧热，炒蒜片，下入肉片炒至变色，淋入清水、辣酱、洋葱丝，加盐、酱油、白糖、小半块腐乳和少许腐乳汁调味，放入彩椒条、青蒜段，淋香油翻炒均匀即可。

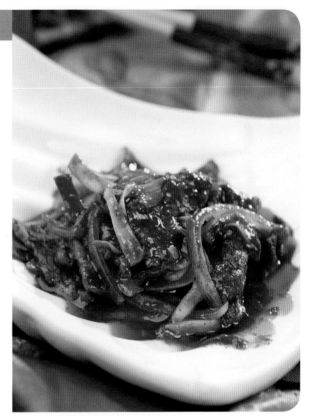

青椒小炒肉

原料

猪肉200克，青椒、红椒各150克

调料

姜丝、蒜片、盐、剁椒、豆豉、酱油、醋、料酒各适量

制作方法

1. 青椒、红椒洗净，切圈。猪肉洗净，切成片。

2. 锅入油烧热，放入姜丝、蒜片，待爆出香味后，将肉片倒入锅中，加适量盐，煸炒至九成熟，盛起。

3. 另起锅入油烧热，放入青椒、红椒煸炒，加少许盐，加剁椒炒匀，倒入肉片翻炒，加入醋、酱油、料酒、豆豉继续翻炒均匀即可。

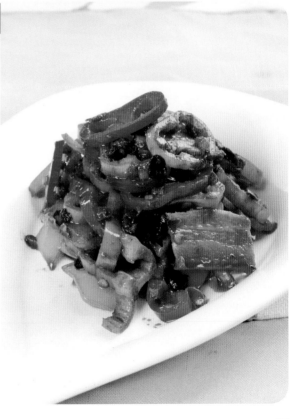

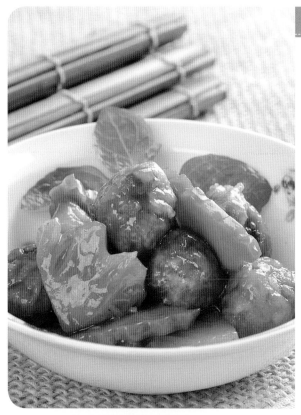

咕噜肉

原料
猪肉300克，胡萝卜片、菠萝片各50克

调料
蒜末、番茄酱、胡椒粉、干淀粉、水淀粉、食用油、香油、辣酱油、醋、料酒、白酒、白糖、盐各适量

制作方法
1. 猪肉洗净，切片，加入白酒、盐、白糖腌渍，裹匀干淀粉。将盐、料酒、胡椒粉、香油、醋、辣酱油、番茄酱、水淀粉调成味汁。
2. 锅入油烧热，放入肉团炸至呈金黄色，捞出沥油。
3. 锅留底油烧热，下入蒜末炒香，再放入胡萝卜片、菠萝片炒匀，调入味汁，用水淀粉勾芡，待味汁起泡时，淋香油，放入肉块炒匀即可。

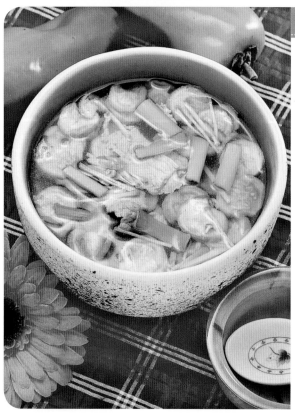

青皮丝瓜炖瘦肉

原料
青皮6克，丝瓜、猪瘦肉各100克

调料
姜丝、葱段、盐、鸡粉各适量

制作方法
1. 青皮洗净，沥干水分，研成碎末。丝瓜去皮，洗净，切成片。
2. 猪瘦肉处理干净，切成片。
3. 净锅置火上烧热，将猪瘦肉片、丝瓜片和青皮末一同放入锅中，加入适量清水，放入姜丝、葱段旺火烧开，转小火慢慢炖至猪瘦肉熟烂，加入盐、鸡粉调味，稍煮片刻，出锅装盘即可。

虾酱肉末芸豆

【原料】

猪肉300克，芸豆200克，鲜虾酱50克，鸡蛋1个

【调料】

葱末、姜末、红尖椒段、鲜汤、花生油、酱油、料酒、盐各适量

【制作方法】

1. 芸豆洗净，用沸水烫一下，捞出切末。将猪肉洗净，切末。鸡蛋打入碗内，加入虾酱拌匀。

2. 锅入油烧热，倒入虾酱蛋液炒熟，盛入碗内。

3. 另起锅入油烧热，下入葱末、姜末炒香，加入肉末、红尖椒段、酱油、料酒煸炒至熟，再加入芸豆末、虾酱、鸡蛋和适量鲜汤，用慢火炖熟透，调入适量盐，炒匀即可。

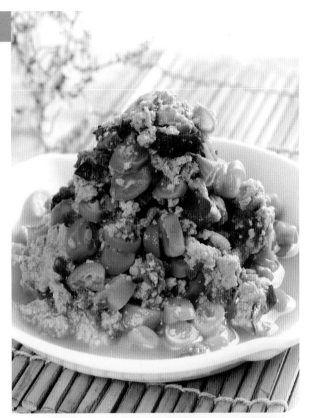

九味焦酥肉块

【原料】

五花肉150克，面粉150克，鸡蛋1个

【调料】

葱段、姜丝、胡椒粉、淀粉、辣酱、花生油、香油、醋、盐各适量

【制作方法】

1. 五花肉洗净，入清水锅中煮熟，捞出切丝。鸡蛋、面粉、淀粉、清水调成糊，放五花肉丝、盐、胡椒粉搅成糊状，摊在抹有油的圆盘内。

2. 锅入油烧热，淋在糊上，待定型后将肉糊滑入锅内，炸至呈金黄色，捞出沥干油，切条，摆入盘中。锅留底油，下入姜丝煸香，加盐、辣酱、醋炒匀，用淀粉勾芡，淋香油，撒葱段即可。

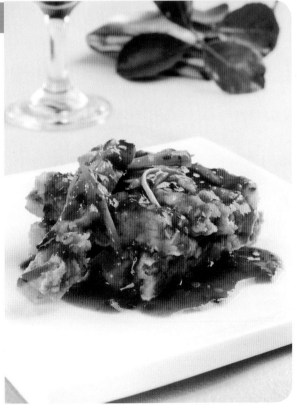

排骨

营养功效

排骨具有滋阴、润燥、补肾、补血的功效。适宜于气血不足、阴虚纳差者，特别适合幼儿、老人及产妇食用。

食用注意

排骨颜色粉红，说明放血干净，而颜色暗红，说明放血不干净或是病猪。湿热痰滞内蕴者慎服。肥胖、血脂较高者不宜多食。

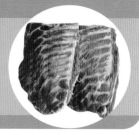

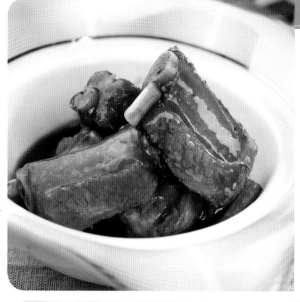

红烧排骨

原料

排骨500克

调料

葱段、姜片、盐、酱油、料酒、白糖、水淀粉、高汤、植物油各适量

制作方法

❶ 排骨洗净，剁成段，入沸水中焯透，捞出，冲净血污，备用。

❷ 油锅烧热，爆香葱段、姜片，烹入料酒，加入酱油、白糖、盐、高汤烧开，下入排骨段烧至熟烂。拣去姜片，用水淀粉勾芡即可。

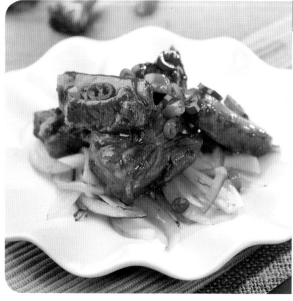

干烧排骨

原料

排骨800克，洋葱200克，青杭椒段、红杭椒段各10克

调料

盐、酱油、料酒、白糖、植物油各适量

制作方法

❶ 排骨洗净，剁成块。洋葱洗净，切丝，入油锅，加盐炒熟，盛入盘中。

❷ 油锅烧热，放入排骨翻炒，等肉发白后，加青杭椒段、红杭椒段、酱油、料酒、白糖，加适量清水烧至水干，加盐调味，起锅倒在洋葱上即可。

烟熏排骨

原料

排骨500克，芹菜叶20克

调料

葱段、姜片、花椒、烟熏料、卤水、五香粉、植物油、香油、料酒、盐各适量

制作方法

1. 排骨洗净，斩块，加入盐、姜片、葱段、五香粉、料酒、花椒腌渍20分钟，放入蒸笼蒸熟，取出，放入卤水中浸泡，捞出沥干。

2. 锅入油烧热，放入排骨块炸至金黄，起锅捞出。

3. 将炸好的排骨块放入熏炉中，点燃烟熏料，熏至排骨色暗红、烟香入味时取出，刷上香油，装饰芹菜叶即可。

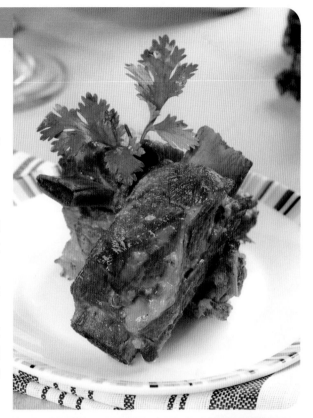

豉汁蒸小排

原料

排骨500克，荷叶1个

调料

葱花、盐、蚝油、豆豉、料酒、植物油各适量

制作方法

1. 将排骨洗净，剁成段，用蚝油、豆豉、盐、料酒腌5分钟。荷叶洗净，焯水，备用。

2. 净蒸锅置火上烧热，倒入适量清水用旺火烧开，把腌好的排骨及腌料一起放入蒸锅中蒸25分钟，取出，摆在铺好荷叶的盘中，撒上葱花。锅中加植物油烧热，淋在排骨上即可。

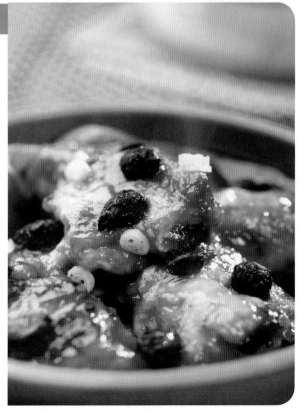

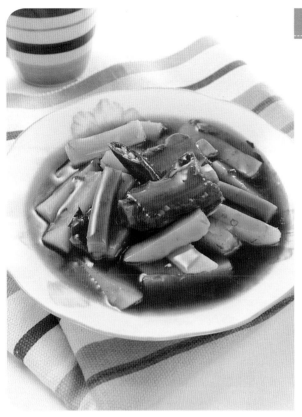

土豆烧排骨

原料

排骨100克，土豆150克，胡萝卜80克

调料

盐、郫县豆瓣酱、红辣椒段、花椒、八角、冰糖、酱油、醋、香油、花生油各适量

制作方法

❶ 排骨洗净，斩段，入沸水锅中汆水，捞出，用清水洗净血污。胡萝卜、土豆分别去皮，洗净，切条。

❷ 炒锅放适量花生油烧热，放入郫县豆瓣酱、红辣椒段、花椒、八角、冰糖、酱油和醋，小火翻炒，放入排骨旺火充分翻炒至排骨出油，加水淹过排骨，加盖炖至收汁，淋少许香油，放入胡萝卜条和土豆条充分翻炒，再加水没过材料，加盖炖烂即可。

芋头烧排骨

原料

排骨300克，芋头200克

调料

葱段、姜片、八角、酱油、白糖、盐、食用油、高汤各适量

制作方法

❶ 排骨洗净，斩成段，入沸水锅中汆水，捞出洗净血污，控水。芋头洗净，去皮，修成圆形。

❷ 锅入油烧热，放入葱段、姜片、八角、酱油爆锅，放入排骨段和芋头翻炒上色，加高汤烧开，用盐、白糖调味，烧开，转文火烧至排骨、芋头熟透入味，改旺火收汁，出锅装即可。

辣味蒸排骨

原料

排骨500克，海带200克

调料

香葱花、姜末、蒜蓉辣酱、胡椒粉、鸡粉、花生油、香油、老抽、料酒、盐各适量

制作方法

1. 排骨洗净，剁成长段，用凉水冲去血迹，沥干。海带洗净，切成宽约1厘米的长条。

2. 将蒜蓉辣酱、盐、鸡粉、老抽、胡椒粉、香油、香葱花、姜末、料酒调成酱，抹在排骨上。

3. 将排骨、海带条放入蒸笼中蒸熟，烧热花生油浇在菜上即可。

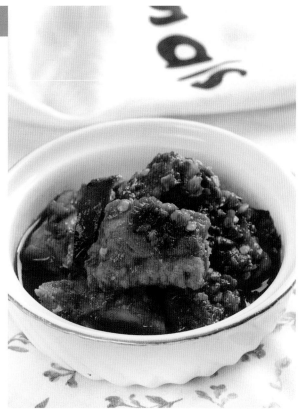

浏阳豆豉蒸排骨

原料

小排骨600克，豆腐300克

调料

葱花、蒜末、豆豉酱、红辣椒油、酱油、米酒、盐各适量

制作方法

1. 排骨洗净，切块，用酱油、米酒、盐、蒜末腌渍15分钟，加入豆豉酱搅拌均匀。

2. 将豆腐洗净从中间剖开，铺在盘底，上面撒点盐，再将排骨块铺在上面，放入蒸锅中蒸1小时至排骨熟烂，浇上红辣椒油，撒上葱花即可。

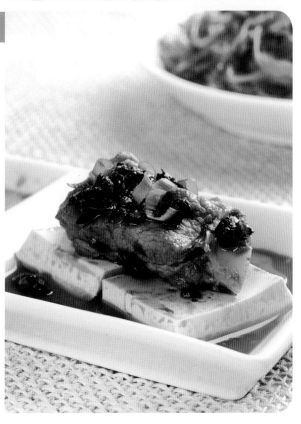

猪蹄

营养功效

中医学认为，猪蹄有补虚弱、填肾精、强壮腰膝之功效，可促进骨骼生长、强壮，可用于肾阴虚所导致的腰膝酸软。

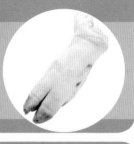

食用注意

一般人群均可食用，凡外感和一切热证、实证期间不宜多食；胃肠消化功能减弱的老年人、儿童每次不可食之过多。

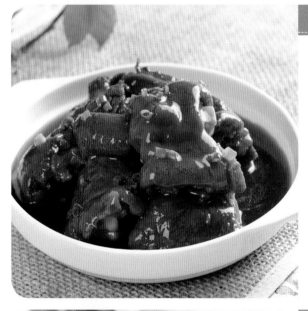

红焖猪蹄

原料

猪蹄1只

调料

香葱末、酱油、白糖、花生油各适量

制作方法

❶ 猪蹄处理干净，剁成块，用高压锅煮30分钟。

❷ 油锅烧热，下入白糖炒成糖色，放入煮熟的猪蹄，加入酱油、煮猪蹄的汤，煮至入味收汁，撒上香葱末即可。

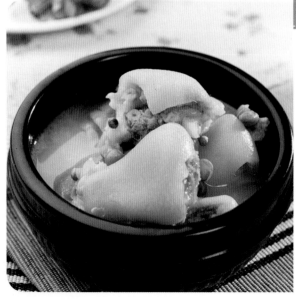

白胡椒猪蹄

原料

猪蹄2只，豌豆200克

调料

盐、白胡椒粒各适量

制作方法

❶ 猪蹄洗净，剁块。豌豆洗净。

❷ 将猪蹄入凉水锅，煮去血污。

❸ 将猪蹄块、豌豆、白胡椒粒放入砂锅中，加入适量清水，用旺火煮沸，再用小火慢炖至豆烂肉酥，加盐调味，出锅即可。

可乐烧猪蹄

原料

猪蹄2个，可乐300毫升

调料

蒜瓣、酱油、米酒、辣椒、八角、茴香、植物油各适量

制作方法

1. 猪蹄处理干净，切成段，放入沸水锅中汆水，捞出，洗净血污，备用。
2. 锅入油烧热，放入蒜瓣、辣椒爆香，备用。
3. 往卤锅内加入酱油、米酒、可乐，再放入爆香的蒜瓣及八角、茴香煮沸。把猪蹄放入卤锅内，用小火卤50分钟，出锅即可。

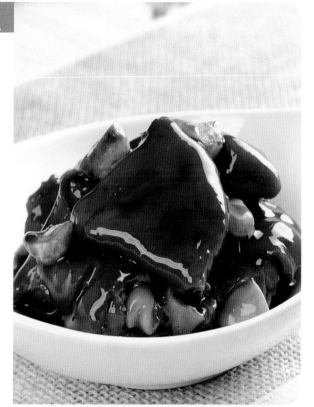

牛膝炖猪蹄

原料

猪蹄1只，牛膝15克，香菜叶10克

调料

盐、米酒各适量

制作方法

1. 猪蹄处理干净，切块。牛膝洗净，装盘。香菜叶洗净，备用。
2. 将猪蹄与牛膝一同放入砂锅中，加入盐、米酒和适量水，旺火烧开，转小火慢慢炖至烂熟，出锅撒上香菜叶即可。

保健功效

　　此菜可补肾养血、化瘀止血。适用于辅助治疗崩漏日久不止、量少、色暗、挟血块，伴腰酸腿软等症。

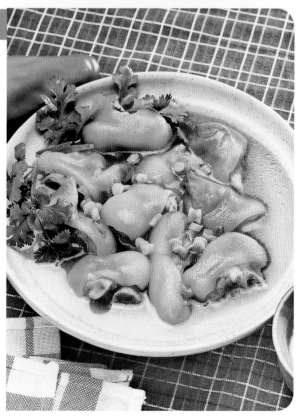

猪腰

营养功效

中医有"以形补形，以脏补脏"的说法。其实主要在于其发挥引导作用而已，对于肾有虚热者宜食之，而肾气虚寒者则不宜食用。

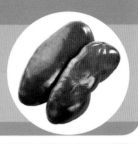

食用注意

一般人群均可食用。适宜肾虚腰酸腰痛、遗精、盗汗者食用；适宜肾虚耳聋、耳鸣者食用。血脂偏高、高胆固醇者忌食。

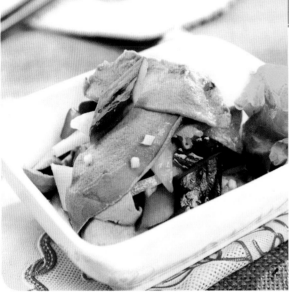

花雕炝腰片

原料

猪腰300克，冬笋20克，黄瓜30克

调料

姜末、盐、花雕酒、花椒、料酒、花生油各适量

制作方法

1. 猪腰处理干净，切片，氽熟，捞出，控干水分。冬笋洗净，切片，氽透，捞出，控干水分。黄瓜洗净，切片。
2. 将腰片、冬笋片、姜末、黄瓜片放入碗中，加花雕酒、盐、料酒拌匀。
3. 油锅烧热，炒香花椒，捞出，浇在碗中拌匀即可。

海派腰花

原料

猪腰600克，干辣椒20克

调料

姜末、葱丝、盐、白糖、植物油各适量

制作方法

1. 将猪腰去腰臊，洗净，切麦穗花刀。干辣椒洗净，切段。
2. 锅入植物油烧热，下入猪腰花滑熟，捞出，装入盘中。
3. 另起油锅烧热，下入姜末、葱丝、干辣椒段、盐、白糖炒匀，淋在猪腰花上即可。

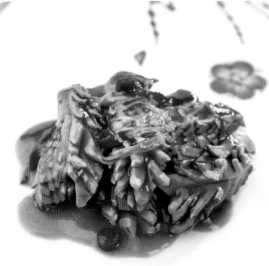

京葱爆腰花

原料

猪腰300克，竹笋、水发黑木耳各50克，大葱100克

调料

盐、酱油、白糖、料酒、水淀粉、植物油各适量

制作方法

1. 猪腰洗净，片两半，去腰臊，改麦穗花刀，切成块。竹笋洗净，切片。水发黑木耳洗净，择小朵。大葱洗净，切段。

2. 将植物油烧至六成热，放入猪腰花过油，捞出，沥油。

3. 锅留油，放入葱段炒香，放入笋片、黑木耳略炒，加入酱油、白糖、盐、料酒，放入猪腰花急火快炒，用水淀粉勾芡即可。

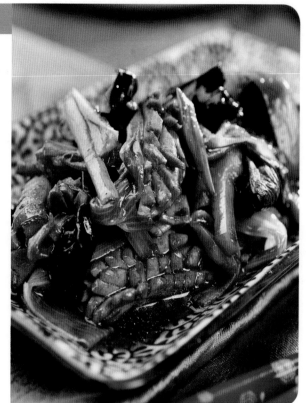

黄花菜蒸猪腰

原料

黄花菜60克，猪腰250克，黑木耳30克，红枣10克

调料

葱段、姜片、盐、酱油、白糖、料酒、胡椒粉、淀粉、香油各适量

制作方法

1. 猪腰切两半，去腰臊，洗净，打十字花刀，改刀成块，放沸水锅中，氽水，捞起冲凉。

2. 黄花菜泡软后，把两端切掉。黑木耳、红枣用温水泡软后洗净。

3. 将猪腰、黄花菜、黑木耳、红枣、葱段、姜片放盛器中，加入酱油、白糖、料酒、盐、胡椒粉、淀粉、香油拌匀，盛在盘中，入蒸锅蒸15分钟，出锅即可。

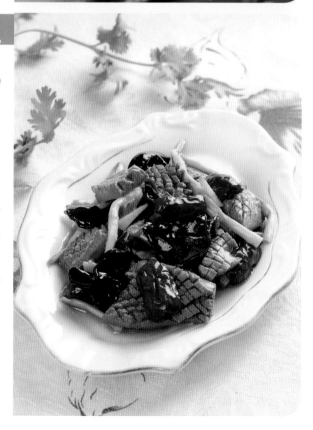

猪肚

营养功效

清代王士雄在《随息居饮食谱》中指出，猪肚"止带浊、遗精"。此外，猪肚具有补虚损，健脾胃的功效。可用于治疗虚劳羸弱、泄泻、下痢、消渴、小便频数、小儿疳积等症。

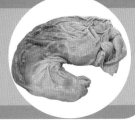

食用注意

一般人群均可食用。尤其适宜中气不足、气虚下陷、男子遗精、女子带下者食用。高血脂患者忌食。

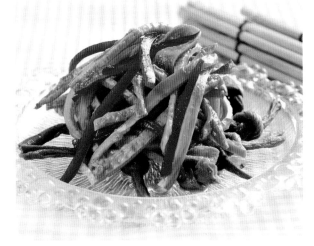

干豆角肚丝

原料

猪肚500克，干豆角150克，红尖椒25克

调料

姜片、葱段、盐、醋、料酒、花椒油各适量

制作方法

1. 猪肚加盐、醋、姜片、葱段、料酒揉洗干净，放入锅内焯水，除尽异味。再放入锅中煮熟，捞出，切丝。红尖椒洗净，切丝。
2. 干豆角洗净，下入卤水锅中卤熟。
3. 将猪肚丝、干豆角加入盐、花椒油拌匀，装盘即可。

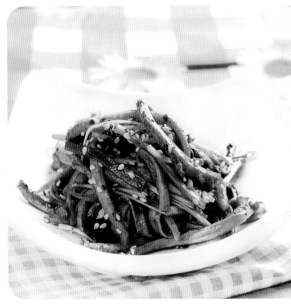

麻辣拌肚丝

原料

猪肚750克，青尖椒、红尖椒各20克

调料

葱丝、盐、芝麻、香油、辣椒油、花椒面、辣豆瓣酱、酱油各适量

制作方法

1. 猪肚洗干净，放进开水锅内煮熟，捞出沥干，切长丝，放在盘中。
2. 青尖椒、红尖椒分别洗净，切丝，加入葱丝、香油、辣椒油、花椒面、辣豆瓣酱、酱油、盐调匀成酱料。浇在猪肚丝上拌匀，撒上芝麻即可。

尖椒蒸猪肚

原料

猪肚350克，红杭椒60克

调料

姜片、葱花、盐、白糖、蚝油、豆豉各适量

制作方法

1. 猪肚处理干净，放入蒸锅中，加入葱花、姜片，用旺火煮40分钟至猪肚软烂。
2. 取出猪肚改成长条块，放入碗中。红杭椒洗净，切成段。
3. 将红杭椒段、盐、白糖、蚝油、豆豉拌匀浇在猪肚块上，一起放入蒸笼中蒸10~20分钟，出锅，晾凉即可食用。

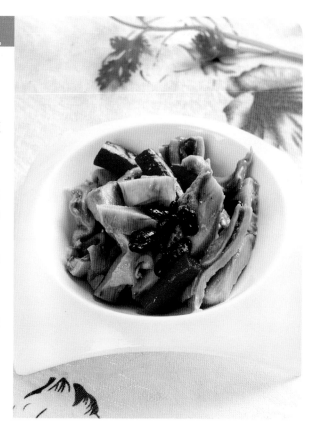

卜白椒猪肚

原料

生猪肚400克，卜白椒100克，红杭椒50克

调料

葱花、盐、酱油、蚝油、料酒、色拉油各适量

制作方法

1. 猪肚洗净，用刀刮去油，切片，加盐、料酒腌渍10分钟。
2. 卜白椒洗净，切段。红杭椒洗净，切成圈。
3. 锅内入色拉油烧至七成热，放入卜白椒段，小火煸炒30秒钟，下入猪肚旺火爆炒至猪肚卷曲，加入盐、蚝油、酱油调味，撒葱花、红杭椒圈上桌即可。

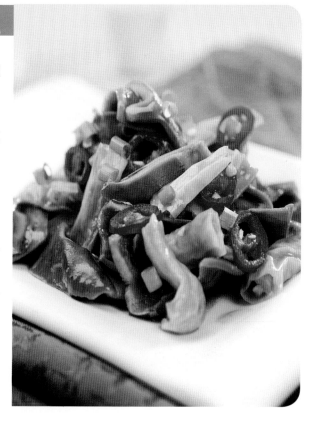

牛肉

营养功效

《本草拾遗》中述，牛肉可"消水肿，除湿气，补虚，令人强筋骨、壮健"。说明牛肉有补脾利水、益肾气、强筋骨的作用，可以改善虚损羸瘦、久病体虚等症。

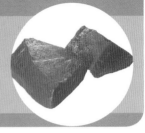

食用注意

牛肉不易煮烂，烹饪时放个山楂或一块橘皮可以使其易烂。

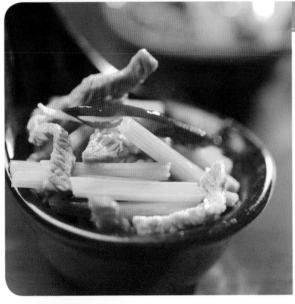

香芹牛肉丝

原料

牛肉200克，香芹300克，干辣椒丝10克

调料

蒜丝、姜丝、盐、酱油、胡椒粉、生粉、花生油各适量

制作方法

1. 牛肉洗净，切丝，加入胡椒粉、生粉拌匀备用。香芹洗净，切段。
2. 油锅烧热，倒入牛肉丝滑熟。
3. 锅内留底油，放入姜丝、干辣椒丝爆香，倒入牛肉丝，加盐、酱油炒匀，加入香芹段、蒜丝炒匀即可。

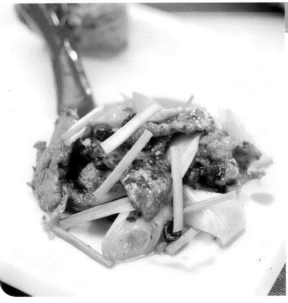

豉葱爆炒黄牛

原料

牛肉300克，大葱150克

调料

姜末、蒜末、香菜段、盐、豆豉酱、白糖、酱油、料酒、香油、植物油各适量

制作方法

1. 牛肉处理干净，切片，加入酱油、盐、白糖、姜末、蒜末、料酒、香油拌匀浆好。大葱洗净，切段。
2. 油锅烧热，放入浆好的牛肉片煸炒至发白，入葱段、豆豉酱炒匀，加入香菜段，淋香油即可。

蚝油牛肉

原料

牛肉300克，青椒片、红椒片各30克

调料

葱段、姜片、蒜末、盐、淀粉、鸡蛋清、上汤、胡椒粉、香油、蚝油、酱油、白糖、植物油各适量

制作方法

1. 牛肉洗净，切片，加入胡椒粉、盐、酱油、蚝油、白糖、上汤、植物油搅匀，倒入鸡蛋清、淀粉上浆。用胡椒粉、酱油、蚝油、白糖、上汤、香油、淀粉调成味汁。

2. 锅入油烧至六成热，下入牛肉片滑散，捞出。

3. 锅留余油烧热，爆香葱段、姜片、蒜末，放入青椒片、红椒片翻炒，加入牛肉片炒熟，倒入味汁炒匀即可。

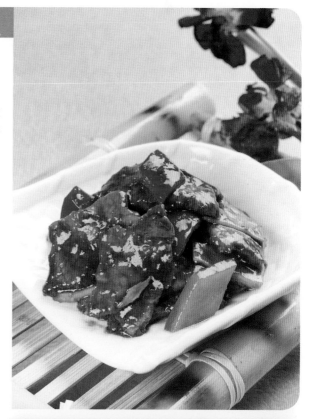

青椒炒牛肉

原料

牛肉200克，青椒300克

调料

姜丝、盐、酱油、胡椒粉、生粉、料酒、花生油各适量

制作方法

1. 牛肉洗净，切片，放入盐、胡椒粉、生粉、料酒、酱油、姜丝，拌匀后腌渍入味。青椒洗净，去蒂、籽，切成小块。

2. 锅内加花生油烧热，放入姜丝爆香，把牛肉片放进锅里迅速滑散，加入料酒翻炒均匀，炒至七成熟，盛出，备用。

3. 锅留底油烧热，倒入青椒块炒香，再加入牛肉片、盐炒熟，盛出即可。

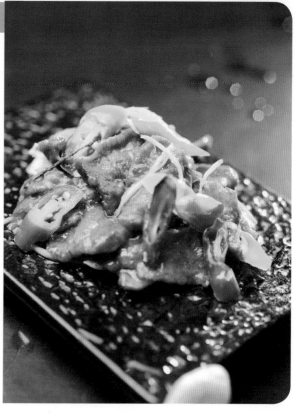

牛肚

营养功效

牛肚具有补益脾胃、补气养血、补虚益精、消渴之功效。适宜于病后虚羸、气血不足、营养不良、脾胃薄弱之人。

食用注意

一般人群均可食用。尤适宜病后虚羸、气血不足、营养不良、脾胃薄弱之人。

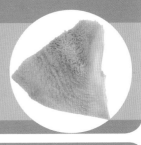

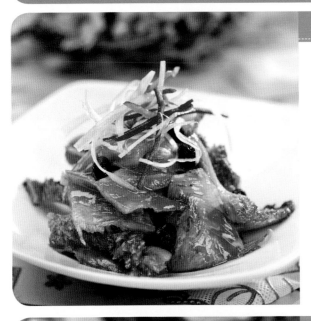

豆豉牛肚

原料

牛肚400克，豆豉、青椒、红椒各20克

调料

葱段、姜块、葱白、盐、白糖、酱油、料酒、红油、植物油各适量

制作方法

❶ 葱白、青椒、红椒洗净，切丝。

❷ 把牛肚洗净，放入沸水锅内，加料酒、葱段、姜块，稍煮，捞出切片。油锅烧热，放入豆豉，加入盐、白糖、酱油、红油炒好，淋在牛肚上，撒上葱白、青椒丝、红椒丝即可。

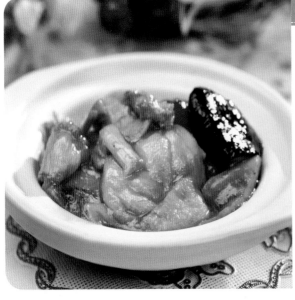

油面筋炒牛肚

原料

油面筋80克，香菇30克，牛肚100克

调料

姜片、蒜片、葱段、盐、红椒片、植物油各适量

制作方法

❶ 油面筋洗净，对切。香菇洗净，切片。牛肚洗净，煲烂，切片。

❷ 油锅烧热，放入牛肚片滑熟。

❸ 油锅烧热，爆香姜片、蒜片、葱段、红椒片，放入油面筋、牛肚、香菇，加入盐炒熟即可。

青瓜炒牛肚

原料

牛肚750克，黄瓜150克

调料

姜、葱、蒜、盐、花椒、八角、醋、料酒、香油各适量

制作方法

① 姜洗净，切丝。蒜洗净，切片。葱洗净，切段。黄瓜洗净，切片。

② 撕去牛肚油脂，洗净，入沸水中，并加八角、花椒、姜丝、葱段、蒜片，先用旺火烧开，再改用小火煨烂，捞出用凉水泡洗后切片。

③ 炒锅上火，倒香油烧热，下葱段、姜丝炸香，入肚片，烹料酒，入盐、醋快速翻炒，再入蒜片、黄瓜片快速翻炒几下，淋香油，出锅装盘即可。

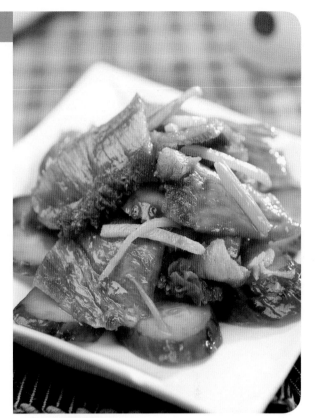

麻辣牛杂

原料

牛舌、牛肉各75克，牛心、牛肚各80克

调料

芹菜末、盐、熟芝麻、油酥花生仁、红油、花椒粉、酱油、料酒、五香粉、香油各适量

制作方法

① 将油酥花生仁磨成碎米粒。

② 将牛舌、牛心、牛肚、牛肉洗净，放入沸水锅，加五香粉、料酒卤熟捞起，晾冷，沥干水分，切成片，装入盘内。

③ 将油酥花生仁粒、熟芝麻装在碗中，放入红油、盐、酱油、花椒粉、香油调成麻辣汁，淋在牛肉片上，撒上芹菜末即可。

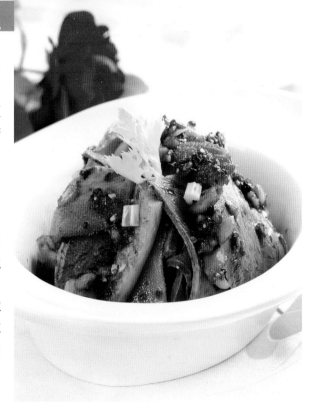

羊肉

营养功效

李时珍在《本草纲目》中说："羊肉能暖中补虚，补中益气，开胃健身，益肾气，养胆明目，治虚劳寒冷，五劳七伤。"对虚寒哮喘、肾亏阳痿均有治疗和补益效果。

食用注意

吃涮肉时务必涮透。夏秋季节气候燥热，不宜吃羊肉。羊肉中有很多膜，切丝之前应先将其剔除，否则炒熟后肉膜硬，吃起来难以下咽。

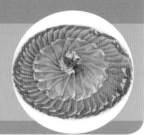

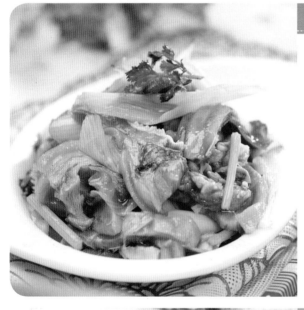

葱爆羊脸

原料

熟羊脸350克，葱100克

调料

香菜、盐、胡椒粉、白糖、醋、植物油各适量

制作方法

① 羊脸去骨，切片。

② 葱洗净，切滚刀块。香菜洗净，切段。

③ 锅内加油烧热，爆香葱块，倒入羊脸，加入盐、胡椒粉、白糖、醋翻炒，撒香菜段装盘即可。

西式炒羊肉

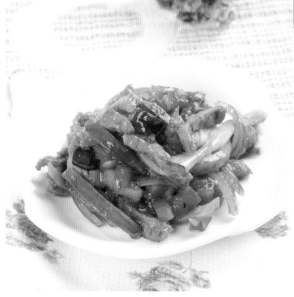

原料

肥嫩羊肉500克，洋葱250克，红椒2个

调料

蒜末、葱段、粟粉、蚝油、花生油、酱油各适量

制作方法

① 洋葱洗净，切条。红椒洗净，切丁。羊肉洗净，切成条，滑熟。用粟粉、蚝油、酱油加入适量水调匀成调味汁。

② 原锅入花生油烧热，下入洋葱条、蒜末、葱段、红椒丁爆香，入羊肉条炒匀，倒入调味汁翻匀即可。

沂蒙羊肉片

原料

羊里脊肉350克，干黄花菜70克，鸡蛋清20克

调料

葱末、姜末、香菜、盐、干辣椒段、米醋、胡椒粉、香油、料酒、植物油各适量

制作方法

1. 羊里脊肉去筋膜，洗净，斜切片。黄花菜用水泡发好，洗净。香菜洗净，切成段。

2. 将羊肉加盐、料酒、鸡蛋清上浆，滑油至熟。黄花菜焯水。

3. 锅留底油，下入葱末、姜末爆锅，下入滑油的羊肉、黄花菜、干辣椒段、香菜段，加入盐、米醋、胡椒粉调味，淋香油，出锅即可。

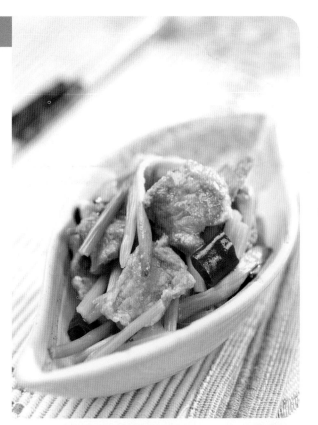

酱爆羊肉

原料

羊肉300克，熟花生仁50克，鸡蛋1个

调料

葱花、姜末、蒜片、盐、白糖、黄酱、料酒、香油、水淀粉、植物油各适量

制作方法

1. 羊肉洗净，切大片，剞十字花刀，再改切成小丁，加盐、料酒、鸡蛋、水淀粉抓匀上浆，再入五成热油中滑散、滑透，捞出沥油。熟花生仁过油炸酥，沥干。

2. 锅烧热，加少许底油，用葱花、姜末、蒜片炝锅，烹料酒，下黄酱、白糖炒出酱香味，加盐烧开，再放羊肉丁、花生仁翻拌均匀，用水淀粉勾芡，淋入香油，出锅装盘即可。

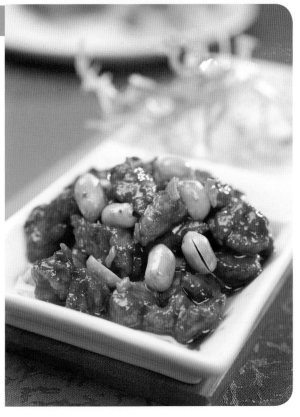

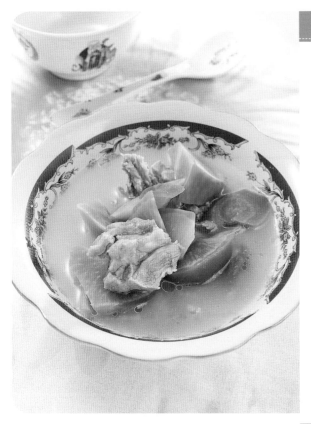

萝卜炖羊肉

原料

羊肉200克，青萝卜400克，胡萝卜100克

调料

葱、姜、盐、陈皮、料酒、鸡粉、胡椒粉各适量

制作方法

1. 将青萝卜洗净，削去皮，切成块状。胡萝卜洗净，切成斜片。羊肉处理干净，切成块。陈皮洗净，姜洗净，拍破，切成片。葱洗净，切成段。
2. 将羊肉、陈皮、葱段、姜片、料酒放入锅内，加入适量清水，用旺火烧开，打去浮沫，再放入青萝卜块、胡萝卜片煮熟，放入胡椒粉、盐、鸡粉调味，装碗即可。

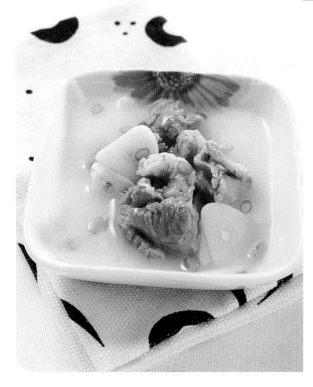

羊肉虾羹

原料

羊肉200克，虾米30克

调料

葱适量，蒜瓣50克

制作方法

1. 羊肉处理干净，切成薄片，放入沸水锅中汆水，捞出，洗净血污，沥干水分，备用。
2. 虾米泡发，洗净。蒜瓣洗净，切成片。葱洗净，分别切成葱段备用。
3. 锅置火上，加水烧开，放入虾米、蒜片、葱段，煮至虾米熟后放入羊肉片，再稍煮至羊肉片熟透即可。

保健功效

此菜可补中益气，暖脾补肾，养胃安中。

桂圆木耳羊肉汤

原料

羊肉300克，枸杞10颗，黑木耳、桂圆肉各50克

调料

姜片、香菜、盐各适量

制作方法

1. 羊肉处理干净，放入清水中洗净血污，切成小块，放入沸水锅中汆透，捞出，沥干水分，备用。

2. 将黑木耳放入温水中浸泡至完全泡发，洗净，撕成小朵，备用。枸杞泡发，洗净。香菜洗净，切段。

3. 往瓦煲内加清水烧沸，放入羊肉、黑木耳、桂圆肉、枸杞、姜片，用中火炖3小时至羊肉熟烂，加少许盐调味，撒香菜即可。

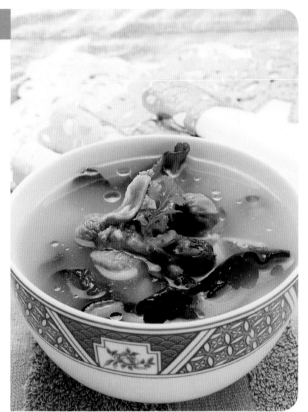

豆豉羊肉

原料

羊肉500克，豆豉100克

调料

生姜、盐各适量

制作方法

1. 生姜洗净，切成薄片。

2. 羊肉处理干净，切成小方块，放入沸水锅中略汆，捞出，放入清水中洗净血污，沥干水分，备用。

3. 净锅置火上烧热，倒入适量清水，放入羊肉块、豆豉、生姜片，用旺火烧开，转小火炖至羊肉块熟烂后，加入适量盐调味，出锅即可。

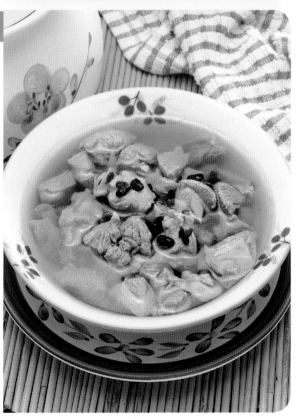

羊骨

营养功效

《本草纲目》中记载："羊脊骨补骨虚，通督脉，治腰痛下痢。羊胫骨主脾弱，肾虚不能摄精，白浊。"因为肾主骨，腰为肾之腑，肾虚则见腰酸，羊骨具有补肝肾、强筋骨的作用。

食用注意

羊排膻味重，在烹制时可以放山楂或一些萝卜、绿豆去膻味，炒制时放些葱、姜、孜然等佐料也可以去膻味。

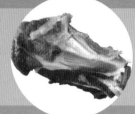

新疆风味羊骨

原料

羊骨500克，青椒、红椒、蒜薹各50克

调料

盐、辣椒面、孜然粒、淀粉、植物油各适量

制作方法

① 羊骨洗净，切块，用高压锅煮熟。蒜薹洗净，切粒。青椒、红椒洗净，切圈。

② 羊骨沥干水分，拍淀粉，入八成热油锅中过油，捞出。

③ 净锅倒油烧热，放入青椒圈、红椒圈、羊骨爆炒，加辣椒面、孜然粒、盐调味，撒蒜薹粒稍炒即可。

红焖羊骨

原料

羊骨1000克

调料

葱末、姜末、蒜瓣、胡椒粉、八角、花椒、山柰、香叶、桂皮、水淀粉、香油、酱油、白糖、植物油各适量

制作方法

① 羊骨洗净，剁成段。

② 油锅烧热，炒香葱末、姜末，倒入羊骨，加入酱油煸炒，加水、八角、花椒、山柰、香叶、桂皮、白糖、胡椒粉、蒜瓣煨熟，用水淀粉勾芡，淋香油即可。

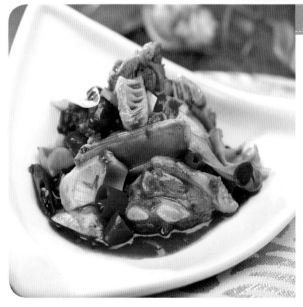

萝卜海味羊骨

[原料]

羊骨400克，青萝卜、蛤蜊各100克

[调料]

葱段、香菜末、盐、白胡椒粒各适量

[制作方法]

1. 羊骨斩成块状，放入沸水锅中焯水，捞出，洗净血污，放入锅中，加入葱段、白胡椒粒煮熟，捞出，备用。

2. 青萝卜洗净，去皮，用打皮刀刮成长条。蛤蜊洗净。

3. 将煮好的羊骨加入萝卜、蛤蜊煮熟，加盐调味，撒香菜末，出锅即可。

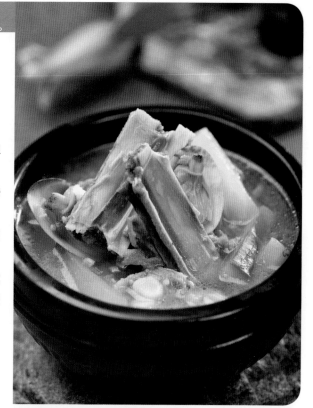

山药炖羊骨

[原料]

羊骨300克，山药200克，胡萝卜20克

[调料]

葱、姜、香菜叶、盐、料酒、花椒、八角、胡椒粉各适量

[制作方法]

1. 羊骨洗净，切成段，放入沸水锅汆一下，捞出备用。山药去皮，洗净，切滚刀块，备用。葱洗净，切段。姜、胡萝卜分别洗净，切片备用。香菜叶洗净。

2. 将羊骨入锅，加适量水，用旺火烧开，撇去浮沫，加入葱段、姜片、料酒、八角、花椒，改用小火炖至八成熟时，放入山药块、胡萝卜片炖熟，加入盐、胡椒粉调味，出锅撒香菜叶即可。

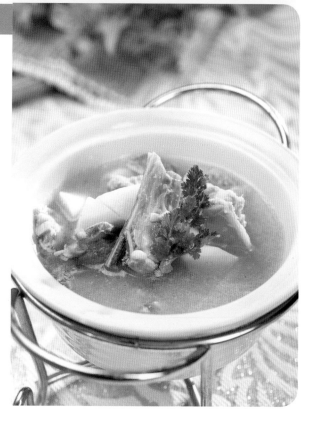

狗肉

营养功效

狗肉性温，味咸，除具有补中益气的作用外，还能温肾助阳，故肾阳不足、腰膝软弱或冷痛者食之最宜。《医林纂要》中有："狗肉补肺气，固肾气。"

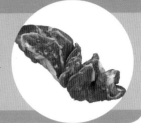

食用注意

狗肉腥味较重，将狗肉用白酒、姜片反复揉搓，再将白酒用水稀释浸泡狗肉1~2小时，清水冲洗，入热油锅微炸后再行烹调，可有效降低狗肉的腥味。

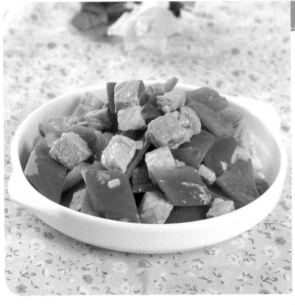

青椒炒狗肉

原料

狗肉200克，青椒300克

调料

蒜末、盐、鸡粉、植物油各适量

制作方法

① 青椒洗净，切成小片。

② 狗肉处理干净，用高压锅煮熟，切成小块。

③ 锅入植物油烧热，下青椒翻炒，放蒜末、狗肉继续翻炒，加适量鸡粉、盐调味即可。

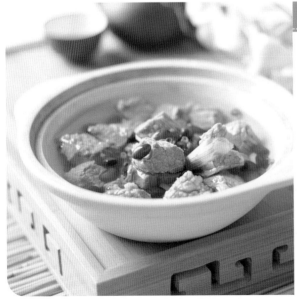

黑豆炖狗肉

原料

狗肉400克，黑豆60克

调料

姜片、盐、花椒各适量

制作方法

① 狗肉洗净，切块。黑豆洗净，沥水。

② 往砂锅中放适量清水，放入狗肉、黑豆及姜片、花椒，旺火煮沸，改小火慢炖至狗肉熟烂，加适量盐调味即可。

青蒜烧狗肉

原料

狗肉500克，青蒜100克，干辣椒5克

调料

陈皮3克，姜片、蒜末、盐、豆瓣酱、芝麻酱、酱油、料酒、鸡粉、白糖、植物油各适量

制作方法

1. 狗肉洗净，切块。青蒜洗净，切段。干辣椒洗净，切丝。

2. 锅入油烧热，下姜片、蒜末炝锅，下豆瓣酱、芝麻酱爆炒，放入狗肉、青蒜稍炒，烹入料酒，加适量清水、陈皮、酱油、白糖、盐烧沸。

3. 倒入砂锅中，炖至狗肉熟烂，加少许鸡粉调味即可。

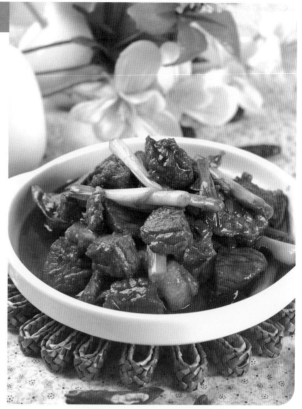

酱香狗肉

原料

狗肉2500克

调料

香菜叶、盐、花椒、八角、桂皮、老酱汤各适量

制作方法

1. 香菜叶洗净，备用。

2. 狗肉处理干净，用清水浸泡12小时，除去血水，放入沸水锅内焯透，捞出，沥干水分，下入酱锅中，加入盐、花椒、八角、桂皮及老酱汤，用小火酱制2小时左右，捞出。

3. 待狗肉晾凉，切片装盘，撒上香菜叶即可。

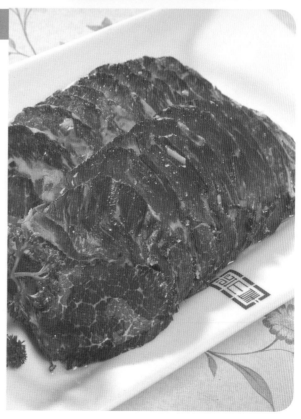

驴肉

营养功效

驴肉有补血益气、滋肾养肝、息风安神之功效。主治积年劳损、短气乏力、食欲不振、阴血不足、不寐多梦等症。

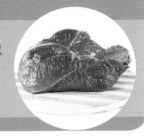

食用注意

用驴肉做菜时，可用少量苏打水调和，这样可以去除驴肉的腥味。制作驴肉时，可配些蒜汁、姜末，既能杀菌，又可除味。

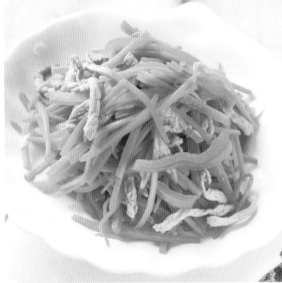

小炒驴肉

原料

驴肉300克，胡萝卜、青椒各100克

调料

葱花、姜丝、盐、植物油各适量

制作方法

1. 驴肉处理干净，切成丝。胡萝卜洗净，切成细丝。青椒去蒂，去籽，洗净，切成丝。
2. 锅入植物油烧热，下入葱花、姜丝爆香，放入胡萝卜丝、青椒丝炒匀。
3. 下驴肉丝旺火快炒至驴肉熟烂，放适量盐调味即可。

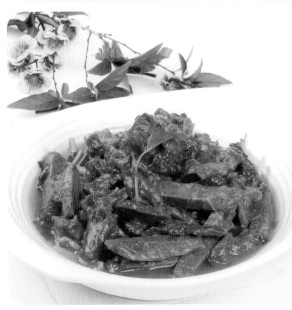

红烧驴肉

原料

净驴肉400克，香菜段20克

调料

葱花、姜末、盐、老抽、白糖、料酒、鸡粉、二汤、八角、花生油各适量

制作方法

1. 驴肉切长条，入沸水锅中加入料酒汆水，捞出，洗净血污，控水备用。
2. 锅中倒入花生油烧热，放葱花、姜末、八角爆香，倒入驴肉条煸炒，烹入老抽、料酒，加二汤，用盐、白糖、鸡粉调味，烧至熟烂入味，撒香菜段翻匀即可。

海鲜驴肉煲

[原料]

净驴肉300克，蛤蜊100克，净菠菜50克

[调料]

葱花、姜片、盐、料酒、胡椒粉、枸杞、二汤、花生油各适量

[制作方法]

① 净驴肉切成块，放入沸水锅中焯水，捞出洗净，控水。蛤蜊洗干净。

② 锅入花生油烧热，爆香葱花、姜片，倒入驴肉煸炒，烹入料酒、二汤，倒入枸杞、盐、胡椒粉调味，旺火烧开，转小火炖至熟烂。加入蛤蜊、菠菜炖至蛤蜊开口即可。

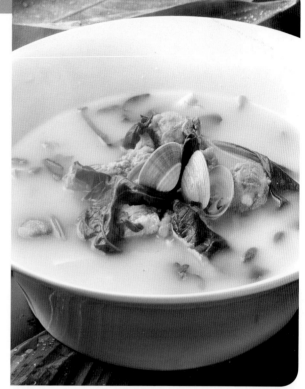

山药驴肉煲

[原料]

驴肉400克，山药150克

[调料]

葱段、姜片、盐、花椒、八角各适量

[制作方法]

① 驴肉洗净，切块，用清水浸泡片刻。山药去皮，洗净，切块。

② 将泡好的驴肉入沸水中氽一下，然后放入清水中过凉。

③ 往锅中加适量清水，放入葱段、姜片、花椒、八角及盐，将驴肉块放入锅中，旺火煮沸后，改中火炖2小时，放入山药块，继续炖至驴肉酥烂即可。

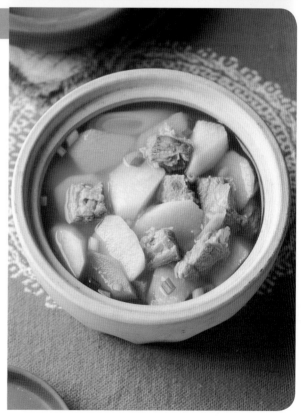

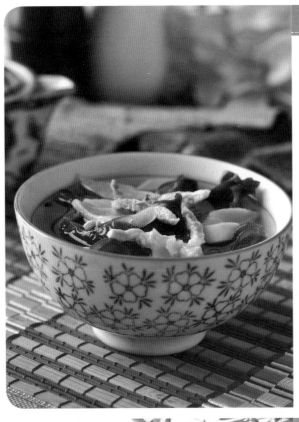

驴肉木耳汤

原料

驴肉150克，黑木耳、火腿肉各50克

调料

姜片、盐、鸡粉各适量

制作方法

1. 驴肉处理干净，切成细丝，放入清水中浸泡10~20分钟，捞出，沥干水分。黑木耳用温水泡发，洗净。火腿切片。
2. 将泡好的驴肉入沸水中氽一下，然后放入清水中过凉。
3. 净锅置火上烧热，倒入适量清水，放入驴肉丝、黑木耳、火腿片、姜片，旺火煮沸，改小火炖40分钟，加少许鸡粉、盐调味即可。

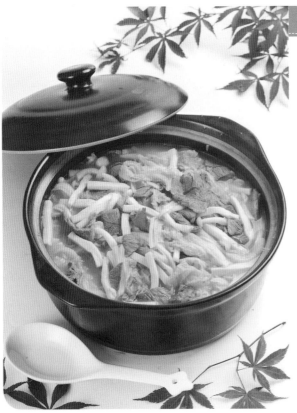

珍菌炖驴肉

原料

熟驴肉300克，杏鲍菇、白玉菇各50克，娃娃菜100克

调料

盐、鸡粉、胡椒粉、料酒、二汤、花生油各适量，葱、姜片各10克

制作方法

1. 杏鲍菇洗净，切长条。白玉菇，去根，洗净。娃娃菜洗净，切长方条。将以上三种原料放沸水锅氽烫，捞出冲凉，控水。熟驴肉切厚片。
2. 锅入花生油烧热，放入葱、姜片爆香，倒入娃娃菜、杏鲍菇、白玉菇翻炒，烹入料酒、二汤，加入熟驴肉片，用盐、鸡粉、胡椒粉调味，开锅后转中火炖至熟透入味，出锅倒入煲中即可。

香菜炒驴肉

原料

净驴肉300克，净香菜段100克

调料

盐、料酒、鸡粉、胡椒粉、蛋清、淀粉、花生油各适量，葱丝、姜丝各10克

制作方法

❶ 净驴肉切4厘米长的丝，加入适量料酒、盐、鸡粉、胡椒粉、蛋清、淀粉抓匀上浆，随后入温油锅中滑熟，倒出控油。

❷ 锅入花生油烧热，放葱丝、姜丝、料酒爆香，倒入香菜段、滑好的驴肉丝翻炒，加盐、鸡粉、胡椒粉调味，旺火翻炒均匀，出锅装盘即可。

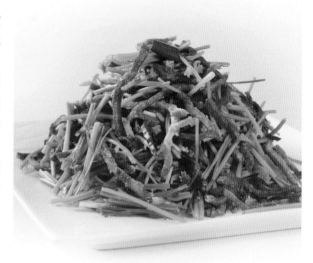

红油小驴肉

原料

驴肉400克，青菜叶10克

调料

葱段、姜块、盐、鸡粉、料酒、白糖、红椒油各适量，花椒、八角、陈皮各3克，丁香3粒，香叶5片

制作方法

❶ 将驴肉收拾干净，切大块，入沸水锅焯水，捞出过凉。

❷ 煮锅上火加入清水、葱段、姜块、花椒、八角、陈皮、丁香、香叶，加入鸡粉、料酒、盐、白糖，放入驴肉烧开，改小火煮熟，煮透关火，浸泡半小时后捞出放凉，切成薄片。

❸ 驴肉片放入盛器中，加入鸡粉、盐、红椒油拌匀，腌10分钟，盛入盘内，点缀青菜叶即可。

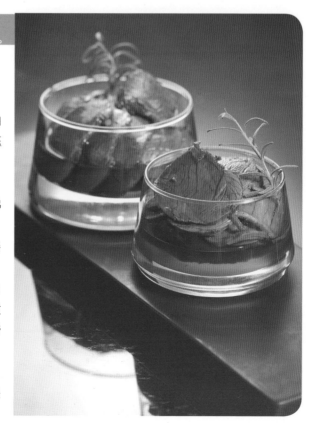

乌鸡

营养功效

乌鸡性平、味甘，具有滋阴清热、补肝益肾、健脾止泻等作用。食用乌鸡，可提高生理机能、强筋健骨，对预防骨质疏松、女性缺铁性贫血等有一定功效。

食用注意

乌鸡用于食疗，多与银耳、黑木耳、茯苓、山药、红枣、冬虫夏草、莲子、天麻、芡实、糯米或枸杞配伍。

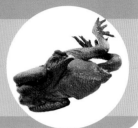

蜜枣蒸乌鸡

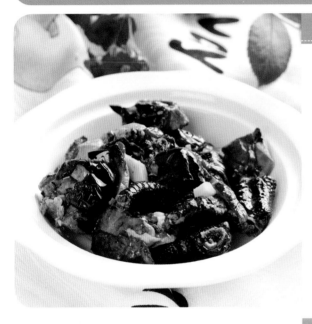

原料

乌鸡1只，香菇、蜜枣各80克

调料

姜块、枸杞、料酒、白糖、盐各适量

制作方法

1. 蜜枣洗净，切块。
2. 乌鸡洗净，切小块，放入盆中，调入料酒、白糖、盐、姜块、蜜枣、枸杞、香菇，搅拌均匀。
3. 往盆中加适量水，上笼蒸30分钟即可。

滋补乌鸡

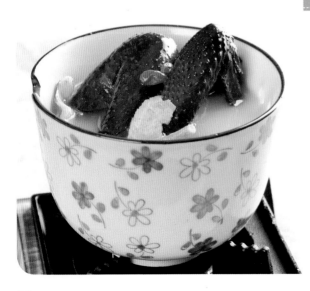

原料

乌鸡300克、红枣、枸杞各30克

调料

高汤、当归、黄芩、沙参、姜片、葱段、胡椒粉、盐各适量

制作方法

1. 将乌鸡宰杀，去毛和内脏，入沸水锅氽水捞起。
2. 取砂锅，倒入高汤、葱段、姜片、乌鸡、当归、黄芩、沙参、红枣、枸杞煮开，加盐、胡椒粉调味，煮至熟透入味，出锅即可。

山药枸杞炖乌鸡

原料

鲜嫩乌鸡1只(重约500克),山药片50克,红枣、枸杞各40克

调料

葱、姜、胡椒粉、料酒、盐各适量

制作方法

① 乌鸡收拾干净,切块,放入沸水锅中稍煮,捞出控水。

② 葱洗净,切片。姜洗净,切片。

③ 将乌鸡、葱片、姜片、红枣、枸杞、山药片放入锅中,加入沸水,旺火烧开,放入料酒、盐、胡椒粉调味,转文火慢炖,待乌鸡软烂、入味,出锅即可。

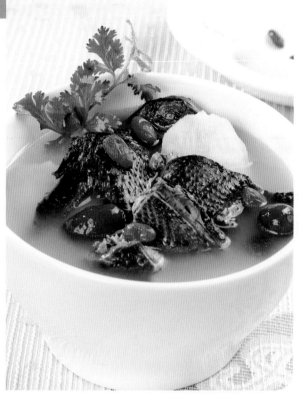

芦荟乌鸡汤

原料

乌鸡1只,芦荟100克,红枣6枚

调料

葱花、姜片、枸杞、胡椒粉、料酒、盐各适量

制作方法

① 乌鸡处理干净,焯水,除去血污,捞出,沥干水分。

② 芦荟洗净,去黏液切块。枸杞、红枣温水略泡。

③ 将焯过水的乌鸡、料酒、葱花、姜片、枸杞、红枣放入砂锅内。用旺火烧开,改文火炖2小时,加入芦荟块、盐、胡椒粉调味,烧开即可出锅。

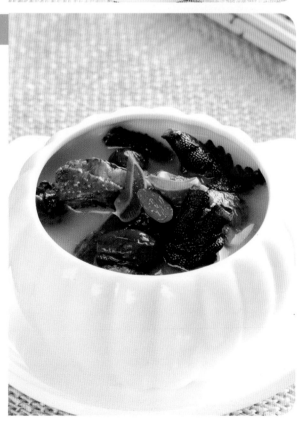

鸡肉

营养功效

鸡肉是补虚劳、养身体的上好佳品。它可滋阴补肾、延缓衰老、强筋健骨，对预防骨质疏松、佝偻病等有明显功效。

食用注意

一般人群均可食用。鸡肉性温，助火，肝阳上亢及口腔糜烂、皮肤疖肿、大便秘结者不宜食用。感冒发热、内火偏旺、痰湿偏重、肥胖症、高血压、胆囊炎、胆石症者忌食。动脉硬化、冠心病和高脂血症患者忌饮鸡汤。

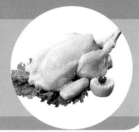

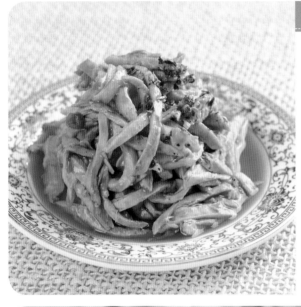

怪味鸡丝

原料

鸡脯肉200克

调料

葱花、盐、酱油、香油、辣椒油、花椒粉、白糖、醋各适量

制作方法

1. 鸡脯肉洗净，放入沸水汤锅煮至熟时捞起、晾冷，切成丝。
2. 将盐、酱油、葱花、香油、辣椒油、花椒粉、白糖、醋调成味汁，与鸡丝拌匀，装盘即可。

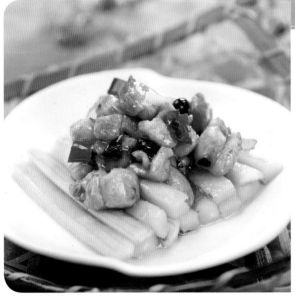

豉油皇鸡

原料

鸡肉450克，丝瓜100克，洋葱20克

调料

盐、酱油、豆豉、辣椒、植物油各适量

制作方法

1. 鸡肉洗净，切丁。辣椒洗净，切段。洋葱洗净，切丝。
2. 丝瓜洗净，去皮，切段，放入沸水锅中，加入盐烫熟，捞出装盘。
3. 油锅烧热，下入辣椒段炸香，放入鸡肉滑炒，加洋葱炒匀，用盐、酱油、豆豉调味，浇在丝瓜上即可。

农家炒鸡

原料

散养公鸡1只、青杭椒、红杭椒各20克

调料

葱段、姜末、盐、料酒、酱油、白糖、香油、白芷、清汤、植物油各适量

制作方法

① 公鸡洗净，斩成块，洗去血污。

② 青杭椒、红杭椒分别洗净，去蒂、籽，切段。

③ 锅内加油烧热，放入葱段、姜末炒出香味，倒入鸡块爆炒，加入料酒、酱油、盐、白糖、白芷、清汤，旺火烧30分钟至汁干时，最后放入青杭椒段、红杭椒段、葱段翻炒均匀，淋入香油，出锅即可。

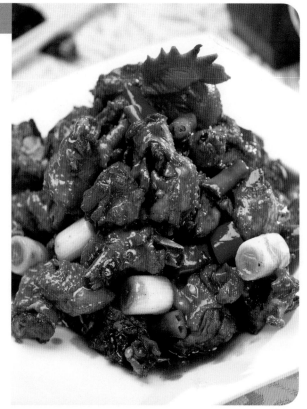

滑炒鸡球

原料

鸡腿肉200克，苦菊80克，黑木耳20克

调料

姜丝、盐、白糖、水淀粉、剁椒、番茄酱、植物油各适量

制作方法

① 将鸡腿肉洗净，去骨，切块，加盐、水淀粉、植物油腌渍3分钟。苦菊洗净，切段。黑木耳泡发，撕成小朵。

② 锅中加水，淋少许油，水开后倒入鸡肉，滑熟捞出。

③ 往锅内倒油烧热，下入姜丝爆香，加入剁椒、番茄酱炒香，冲入开水，烧开后放入鸡肉，加白糖、盐，小火炖5分钟，再放入黑木耳、苦菊炖熟即可。

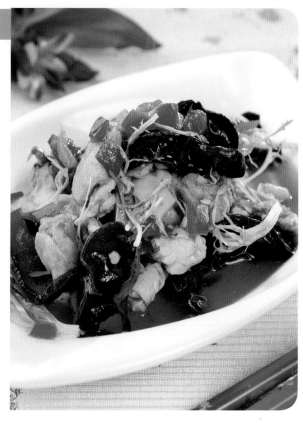

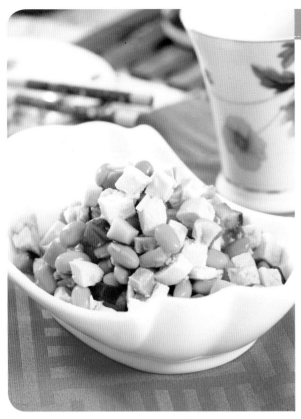

四彩鸡丁

原料

鸡胸肉200克，熟豌豆粒、胡萝卜丁各25克，水发香菇15克

调料

葱末、姜末、盐、胡椒粉、鸡粉、香油各适量

制作方法

1. 鸡胸肉洗净，入沸水锅中煮熟，捞出晾凉，沥干水分，切丁。
2. 水发香菇去蒂，洗净，入沸水锅中焯2分钟，捞出，晾凉，沥干水分，切成丁。
3. 取一净盘，放入处理好的鸡肉丁、熟豌豆粒、胡萝卜丁和香菇丁，用葱末、姜末、胡椒粉、盐、鸡粉调味，淋入香油拌匀即可。

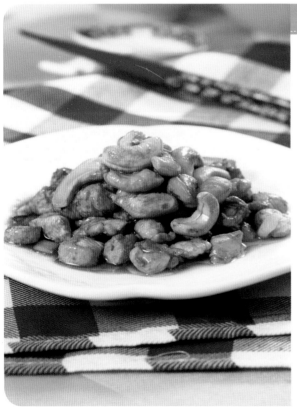

腰果鸡丁

原料

腰果仁50克，鸡胸肉250克

调料

葱花、盐、花椒粉、鸡粉、植物油各适量

制作方法

1. 腰果仁挑去杂质，洗干净，放入锅中炒熟。
2. 鸡胸肉处理干净，切成与腰果仁一样大小的丁。
3. 净炒锅置火上，倒入适量植物油，待油温烧至七成热时放入葱花和花椒粉炒香，放入鸡丁翻炒至变白，倒入适量清水，盖上锅盖焖10分钟，加熟腰果仁翻炒均匀，用盐和鸡粉调味，出锅即可。

猴头菇炖柴鸡

原料

猴头菇100克，柴鸡1只（约500克）

调料

葱花、香葱末、盐、植物油各适量

制作方法

1. 猴头菇择洗干净。
2. 柴鸡洗净，切成块，放入沸水锅中汆水，捞出，洗去血水，沥干水分。
3. 净炒锅置火上，倒入适量植物油，待油温烧至七成热，放入葱花炒出香味，倒入猴头菇和柴鸡块翻炒均匀，加入适量清水炖至柴鸡块熟透，用盐调味，撒香葱末，出锅即可。

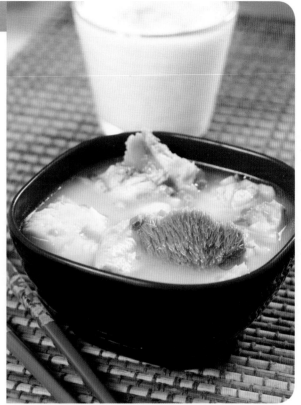

山药胡萝卜鸡汤

原料

鸡翅根500克，山药85克，胡萝卜100克

调料

葱丝、料酒、盐各适量

制作方法

1. 鸡翅根洗净，斩段，放入沸水中汆透，捞出，沥干水分。
2. 山药、胡萝卜分别去皮，洗净，切成块。
3. 往汤煲中加入适量清水，下入处理好的鸡翅根、山药块、胡萝卜块，旺火烧开，烹入料酒，转文火煲1小时，加入盐调味，出锅装盘，撒上葱丝点缀即可。

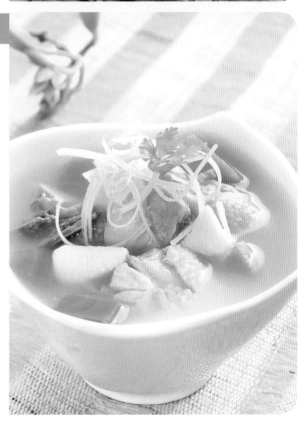

鸭肉

营养功效

《本草纲目》记载，鸭肉"主大补虚劳，最消毒热，利小便，除水肿，消胀满，利脏腑"，说明鸭肉不但补肾，甚至可补五脏，具有养胃滋阴、清肺解热之功效。

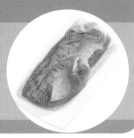

食用注意

一般人群均可食用。素体虚寒、受凉引起的不思饮食、胃痛、腹泻、腰痛、寒性痛经以及肥胖、动脉硬化、慢性肠炎者应少食；感冒患者不宜食用。

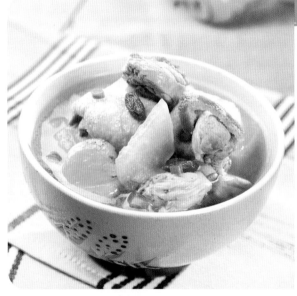

板栗老鸭煲

原料

板栗200克，老鸭500克，冬瓜100克

调料

姜片、葱花、盐、陈皮、枸杞各适量

制作方法

1. 板栗洗净。老鸭冲洗干净，切块，入沸水汆水，捞出洗净。陈皮、枸杞泡软。冬瓜洗净，去皮，切薄片。

2. 往锅中放清水，将老鸭块、板栗、冬瓜、陈皮和姜片放入锅中，用旺火煮开后改小火煮3小时，加入盐，撒上枸杞、葱花即可。

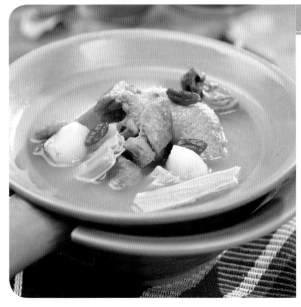

马蹄炖老鸭

原料

老鸭半只，马蹄60克，腐竹30克

调料

枸杞、姜片、葱段、盐、花雕酒各适量

制作方法

1. 马蹄洗净，去皮，切块。腐竹泡好后切段。老鸭斩件，放入沸水中汆水，捞出，用流动的水冲去血污。

2. 往砂锅加水，放入老鸭、姜片、葱段、花雕酒，中火炖20分钟，改小火炖1小时，加入马蹄、腐竹炖至入味，加盐调味，撒上枸杞即可。

生菜松香鸭脯粒

原料

鸭脯肉、生菜各200克，松仁25克，彩椒、玉米粒各75克

调料

葱末、姜末、盐、蚝油、鸡蛋清、干淀粉、植物油各适量

制作方法

❶ 鸭肉洗净，切粒，加入鸡蛋清、干淀粉抓匀。彩椒洗净，切粒。生菜洗净，修剪成小盏。

❷ 油锅烧热，下入鸭肉粒滑散至熟，捞起沥油。下入松仁，小火炸至金黄色，捞起备用。

❸ 锅内留底油，下入葱末、姜末爆香，加入蚝油、盐，下入鸭肉粒、玉米粒、彩椒粒炒匀，起锅装在生菜盏中，撒入松仁即可。

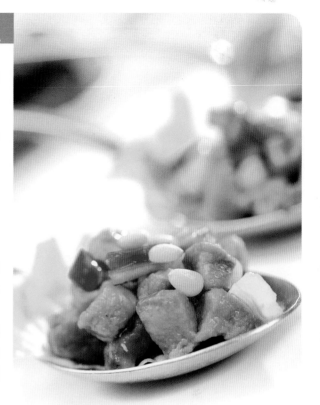

麻香锅烧鸭

原料

净鸭1只，鸡蛋液30克

调料

葱段、姜块、盐、黑芝麻、料酒、花椒、椒盐、淀粉、植物油各适量

制作方法

❶ 将净鸭从背部剖开，去掉头、脚、鸭臊、翅膀，洗净，沥水。用盐把全身擦一遍，再用葱段、姜块、料酒、花椒腌半小时。上笼蒸90分钟，取出。去掉骨头，将鸭子改成正方形，鸭膛朝上，装到盘里。

❷ 用鸡蛋液、淀粉调成糊，均匀地抹到鸭膛内，撒上黑芝麻。

❸ 油锅烧热，放入鸭子炸至金黄色，捞出沥油，改刀，整齐地码到盘里，撒少许椒盐即可。

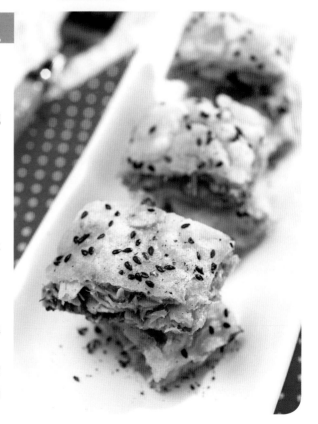

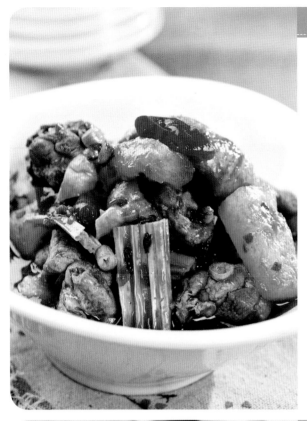

泡椒啤酒炖老鸭

原料

老鸭450克，腐竹、冬瓜、泡椒各80克

调料

葱花、葱段、姜片、野山椒末、郫县豆瓣酱、番茄酱、啤酒、酱油、花椒、高汤、红油、植物油各适量

制作方法

1. 将老鸭处理干净，剁块，冲净血污。腐竹泡好，洗净，切段。冬瓜洗净，去皮，切厚片。

2. 锅加油，炒香姜片、葱段、花椒，放入郫县豆瓣酱、泡椒、野山椒末、番茄酱炒出油，下入鸭块翻炒2分钟，倒入啤酒、高汤、酱油烧开。

3. 加入腐竹、冬瓜炖至熟烂，倒入容器，撒葱花。锅入红油烧至七成热，浇在上面即可。

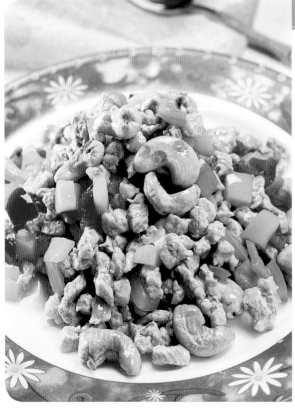

腰果鸭丁

原料

鸭脯肉300克，腰果、彩椒丁各50克

调料

葱末、姜末、盐、鸡粉、料酒、淀粉、花生油各适量

制作方法

1. 鸭脯肉处理干净，切丁，加入盐、料酒、淀粉入味上浆。腰果焯水，捞出备用。

2. 将鸭丁入热油中滑熟，倒出控油。用五成热油将腰果炸至金黄色，捞出沥油。

3. 起油锅烧热，放入葱末、姜末炒出香味，放鸭丁、腰果、彩椒丁翻炒均匀，加入盐、鸡粉、料酒调味，出锅即可。

姜母鸭

原料
鸭块500克

调料
姜、盐、米酒、花生油各适量

制作方法

1. 姜洗净，1/3切成丝，1/3切成片，1/3磨成末。将姜末用纱布挤出汁，备用。

2. 鸭块洗净，入沸水锅快速汆水后捞出，沥干水分。

3. 往锅中加入少许花生油烧热，放入姜片炒至香味飘出，再加入处理好的鸭块一起煸炒均匀，加入盐和米酒旺火煮开，倒入碗中，撒上姜丝，放入蒸锅中用旺火蒸2小时左右，取出，装盘即可。

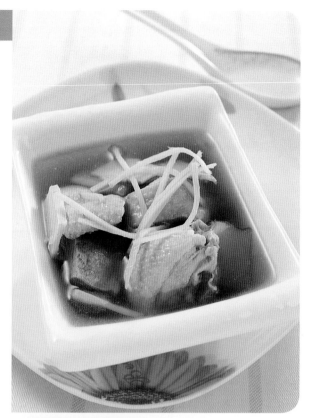

马蹄玉米煲水鸭

原料
水鸭1只，猪小腿肉、马蹄各150克，玉米段200克

调料
姜片、葱段、盐、鸡粉各适量

制作方法

1. 水鸭洗净，去内脏，切成大块。猪小腿肉处理干净，切成3厘米见方的块。马蹄洗干净，去皮，切成块。

2. 将水鸭块、猪肉块、玉米段一起放入沸水锅中汆透，取出，用冷水洗净血污，沥干水分。

3. 往煲中加入适量清水，加入葱段、姜片、水鸭块、猪肉块、玉米段、马蹄块旺火煮开，改小火煲2小时，下入盐、鸡粉调味即可。

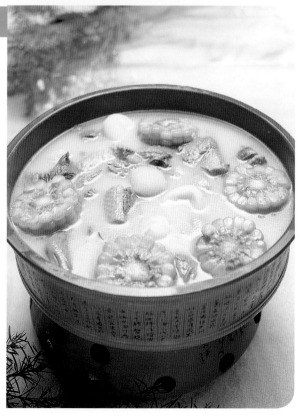

鹌鹑

营养功效

鹌鹑可与"补药之王"——人参相媲美，被誉为"动物人参"。鹌鹑肉具有补五脏、益精血、温肾助阳之功效。适用于肾阳虚诸症。

食用注意

在烹制鹌鹑过程中注意不要让鹌鹑肉发干，烹饪时间为20~25分钟。鹌鹑肉不能与猪肉同食，同食会令人面黑。

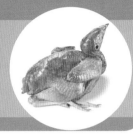

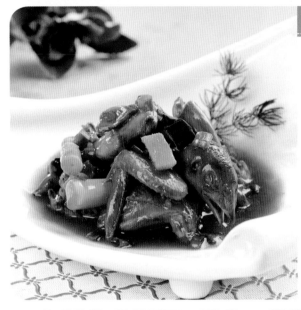

红烧鹌鹑

原料

净鹌鹑2只，香菇、竹笋各50克

调料

葱花、姜片、香油、植物油、酱油、料酒、盐各适量

制作方法

① 鹌鹑肉洗净，切块。竹笋洗净，切条。香菇洗净，切片。鹌鹑肉用盐、酱油腌入味。

② 锅入油烧热，放鹌鹑炸变色，加料酒、葱花、姜片、酱油、盐、水焖烧，放香菇、竹笋入味，淋香油即可。

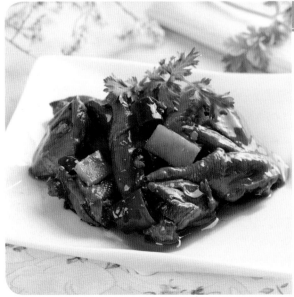

麻辣鹌鹑

原料

鹌鹑500克

调料

葱段、姜片、花椒粒、干红辣椒段、食用油、辣椒油、酱油、料酒、盐各适量

制作方法

① 鹌鹑处理干净，切块，炸黄捞出。

② 油锅烧热，煸香葱段、姜片，下入花椒粒、干辣椒段炒香，放入鹌鹑、水、酱油、料酒旺火烧开，加辣椒油，收汁，拣出鹌鹑装盘，捞去汁中残渣，煮沸，浇在鹌鹑上即可。

鹌鹑莲藕汤

原料

鹌鹑200克，莲藕100克

调料

葱段、盐、料酒、辣酱、白糖、植物油各适量

制作方法

1. 鹌鹑处理干净，去毛、头，从尾部开膛，去内脏，洗净切半。
2. 将鹌鹑放入沸水中，加入料酒焯透后捞出。莲藕去皮，洗净，切片。
3. 净锅置火上，倒入适量油烧至六成热，下入葱段、辣酱、白糖炒出香味，加入莲藕片翻炒片刻，倒入适量清水煮沸，放入鹌鹑煮熟，加入盐调味，出锅装盘即可。

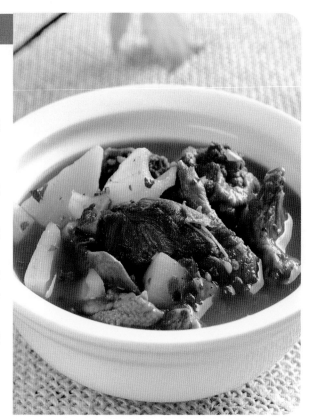

鹌鹑豆腐粥

原料

鹌鹑100克，豆腐50克，粳米100克

调料

葱花、姜丝、盐、料酒、胡椒粉、香油各适量

制作方法

1. 鹌鹑处理干净，切成大块，放入沸水锅中汆烫，捞出，洗净血污，沥干水分。粳米淘洗干净，泡好。豆腐洗净，切成方块。
2. 往锅中放入鹌鹑块、粳米、豆腐块、姜丝，倒入适量沸水，烹入料酒，中火焖煮至米粒开花。转小火熬煮成粥，加盐、胡椒粉调味，淋入香油，出锅撒入葱花即可。

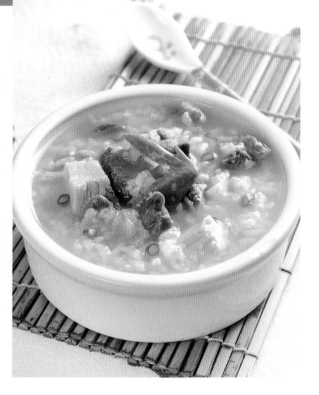

鸽肉

营养功效

鸽肉有补肝壮肾、益气补血、清热解毒、生津止渴等功效。《本草纲目》中记载："鸽羽色众多，唯白色入药。"

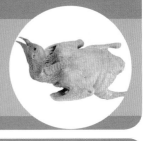

食用注意

鸽肉宜清蒸或煲汤，这样能最大限度地保存其营养成分。炒鸽肉片宜配精猪肉；油炸鸽子的配料不能少了蜂蜜、甜面酱、五香粉和熟花生油。

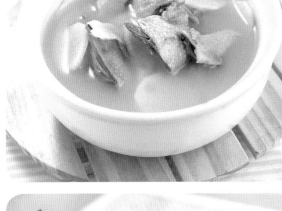

鸽肉山药玉竹汤

原料

鸽肉500克，玉竹25克，山药30克

调料

鸡粉、盐各适量

制作方法

① 将鸽肉洗干净，切成小块。山药洗净，去皮，切片。

② 将鸽肉块、玉竹、山药片一起放入砂锅内，加入适量水，先用旺火烧开，再用小火慢炖至鸽肉熟烂，加入鸡粉、盐稍炖入味即可。

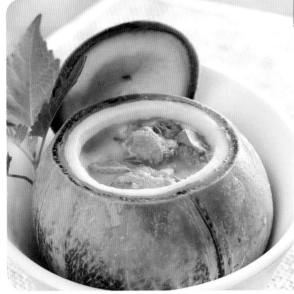

椰香乳鸽

原料

椰子1个，乳鸽1只

调料

姜、盐各适量

制作方法

① 乳鸽斩块，放入沸水锅中氽水，捞出，洗净血污。椰子洗净，切去头做成盅。姜洗净，切片待用。

② 将乳鸽、姜片放入椰子盅内，往锅中加入水，将椰子隔水炖，旺火烧开后转用小火煲炖35分钟，加入盐调味即可。

清炖鸽子

原料

鸽肉400克，香菇、红枣、水发黑木耳各30克，山药60克，枸杞10克

调料

姜片、葱段、香菜叶、盐、料酒各适量

制作方法

1. 将鸽肉洗净，往锅内加入适量清水、少许料酒，旺火烧开，放入处理好的鸽肉焯水，捞出待用。山药削皮，洗净，切成块。香菜叶洗净。香菇、红枣、黑木耳洗净。

2. 往砂锅中倒入适量清水烧至沸腾，放入姜片、葱段、红枣、香菇、鸽肉，用小火炖1个小时，放入枸杞、黑木耳，再炖15分钟。放入山药块，转小火炖到山药块酥烂，加盐调味，出锅撒香菜叶即可。

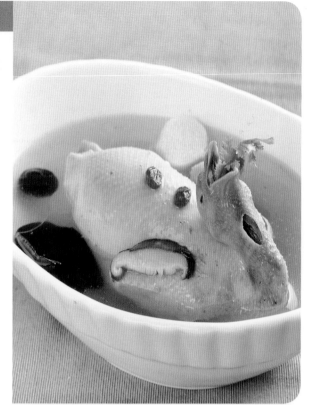

干煸飞龙

原料

鸽肉500克，干红辣椒50克

调料

香葱段、盐、花椒、淀粉、料酒、芝麻、植物油各适量

制作方法

1. 鸽肉洗净，斩块，加入淀粉、料酒、盐略腌片刻。干红辣椒洗净，切段。

2. 往锅内加入油烧至六成热，将鸽肉块逐块下锅炸至熟透，捞出，沥油。

3. 锅内留油烧热，下入干红辣椒段、花椒炒出香味，加入鸽肉块炒熟，撒上香葱段、芝麻炒匀，装盘即可。

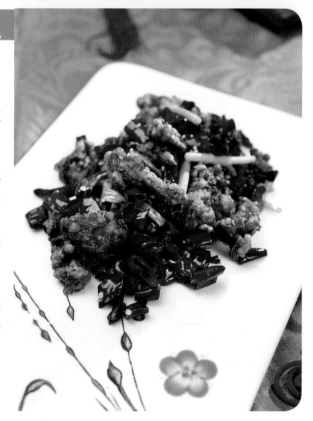

鹌鹑蛋

营养功效

中医认为，鹌鹑蛋性甘、味平，可健脾养血、补肾益肺，对于神经衰弱、支气管炎、结核病、糖尿病、高血压、月经不调等病症有良好疗效。

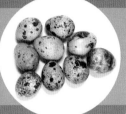

食用注意

由于鹌鹑蛋中所含的胆固醇较高，所以心脑血管病患者不宜食用。

香辣虎皮鹌鹑蛋

原料

鹌鹑蛋10个，肉末、橄榄菜各50克

调料

葱花、豆瓣酱、高汤、水淀粉、花生油、生抽、盐各适量

制作方法

1. 鹌鹑蛋煮熟、去壳。

2. 锅入花生油烧热，下肉末煸香，加豆瓣酱、橄榄菜、生抽、高汤、盐调味，用水淀粉勾芡，出锅，淋在鹌鹑蛋上，撒上葱花即可。

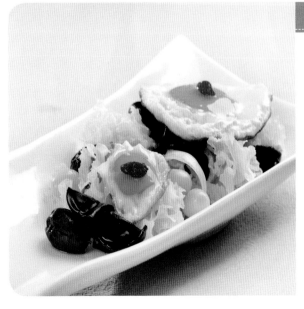

百果双蛋

原料

鸡蛋2个，鹌鹑蛋3克，银杏肉、银耳各50克，红枣、百合、黑木耳各30克

调料

酱油、盐各适量

制作方法

1. 将银耳、红枣、黑木耳、百合、银杏肉洗净，放入温水浸泡1小时。

2. 锅入油烧热，放入泡好的原料，加酱油炒熟，装入盘中备用。

3. 另起锅入油烧热，分别放入鹌鹑蛋、鸡蛋煎熟，放入盛有炒好的原材料，加盐调味即可。

烧双圆

〔原料〕

猪肉馅300克，鹌鹑蛋100克，水发黑木耳50克，胡萝卜20克，鸡蛋1个

〔调料〕

葱末、姜末、胡椒粉、食用油、蚝油、料酒、盐各适量

〔制作方法〕

❶ 鹌鹑蛋蒸熟，去壳，入热油锅炸变色，捞出。胡萝卜洗净，切片。

❷ 猪肉馅加葱末、姜末、盐、料酒、鸡蛋、胡椒粉调味，挤成丸子，入热油锅中炸至黄色捞出。

❸ 锅中留油烧热，放入蚝油、料酒爆锅，加水烧开，放入猪肉丸、鹌鹑蛋、黑木耳、胡萝卜片，用盐、胡椒粉调味，旺火烧开，待汤汁烧至浓稠，撒葱末出锅即可。

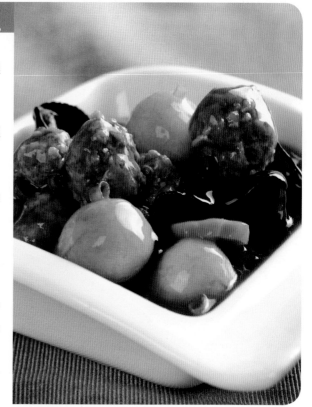

鸳鸯鹌鹑蛋

〔原料〕

鹌鹑蛋200克，青椒圈、红椒圈各10克，水发黑木耳10克，黄花菜2克，豆腐20克

〔调料〕

水淀粉、料酒、香油、盐各适量

〔制作方法〕

❶ 将豆腐、黑木耳、黄花菜分别洗净后切末，加香油、料酒、盐和蛋清，搅拌均匀，制成馅料。

❷ 取一个鹌鹑蛋，蛋清蛋黄分开，剩下的煮熟，去壳，纵向切成两半，挖去蛋黄，填馅料，切口抹蛋黄液。青椒圈、红椒圈焯水。

❸ 将蛋黄研成末，倒入锅中加料酒、盐调味，水淀粉勾芡，倒在鸳鸯蛋上，撒青、红椒圈即可食用。

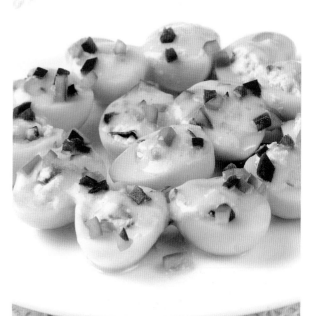

鸡蛋

营养功效

鸡蛋不但补肾，还可补肺养血、滋阴润燥，适用于气血不足、热病烦渴、胎动不安等症，是扶助正气的常用食品。此外，鸡蛋还能补阴益血，除烦安神，补脾和胃。

食用注意

一般人群均可食用。尤适宜发育期婴幼儿。高热、腹泻、肝炎、肾炎、胆囊炎、冠心病患者忌食。

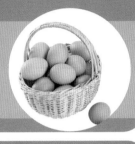

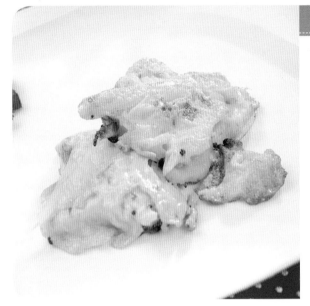

蛋煎银鱼

原料

鲜银鱼200克，鸡蛋3个

调料

葱花、胡椒粉、食用油、盐各适量

制作方法

① 鲜银鱼洗净。

② 鸡蛋打散，放入葱花、盐、胡椒粉调味，放入银鱼拌匀，备用。

③ 锅入油烧热，倒入蛋液摊开，待鸡蛋液凝固，颠锅煎制，使鸡蛋整个翻身，至鸡蛋色泽金黄熟透，用锅铲分成大块，出锅即可。

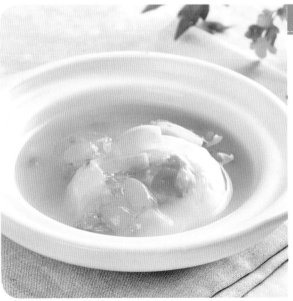

雪莲干百合炖蛋

原料

雪莲70克，鸡蛋2个，干百合30克

调料

盐、香油各适量

制作方法

① 雪莲、干百合置清水中浸泡一夜。

② 百合、雪莲洗净，放入锅中，加入适量清水，置旺火上炖1小时至酥烂。

③ 将鸡蛋磕入汤锅煮成荷包蛋，再放入炖好的百合、雪莲，撒盐调味，出锅时淋香油即可。

什锦蔬菜饼

原料

低筋面粉200克，鸡蛋液50克，冬瓜60克，生菜30克，胡萝卜30克

调料

盐、香油各适量

制作方法

1. 将面粉中加入鸡蛋液、盐和适量清水，搅拌均匀成粉浆，过细筛。
2. 冬瓜去皮、瓤，切成细丝。胡萝卜、生菜分别洗净，切成细丝，与冬瓜丝一起加入至粉浆中搅拌均匀。
3. 平底锅上火烧热，刷少许香油，将粉浆舀入锅中，小火煎至两面呈金黄色，熟透时出锅，切块装盘即可。

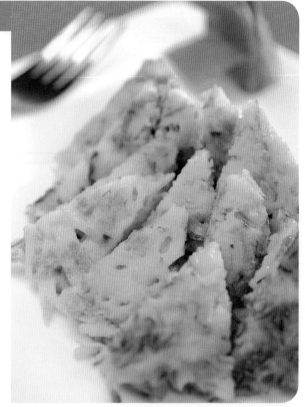

水炒蛏子

原料

蛏子500克，鸡蛋2个

调料

葱、盐、植物油各适量

制作方法

1. 将蛏子处理干净，去内脏取肉，切成段备用。鸡蛋打散，用筷子搅拌均匀，成鸡蛋液。
2. 葱洗净，切成葱花，备用。
3. 炒锅注入植物油烧至八成热，下入葱花爆香，倒入鸡蛋液、蛏子段快速翻炒，边炒边加入水、盐调味，待鸡蛋金黄时盛出，装盘即可。

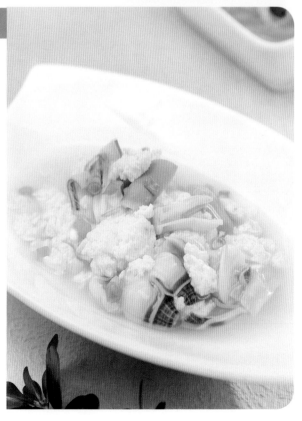

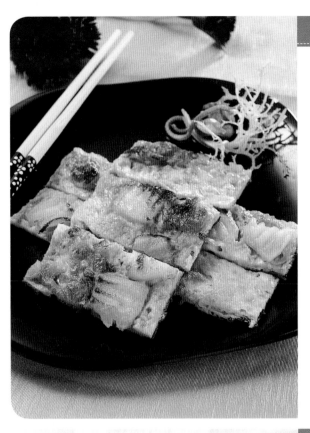

苹果蛋饼

原料

苹果2个（约300克），鸡蛋40克，鲜奶100毫升

调料

白糖、植物油各适量

制作方法

① 将鸡蛋打入碗中，用筷子搅散，成鸡蛋液，加入鲜奶及白糖搅拌均匀。苹果洗净，切成两半，去核，切成花片。

② 烧热平底锅，加入油烧至六成热，倒入鸡蛋浆用小火稍煎，将苹果片铺在蛋饼上，待底部煎熟后翻转煎另一面，完全煎熟后取出，切块，装盘即可。

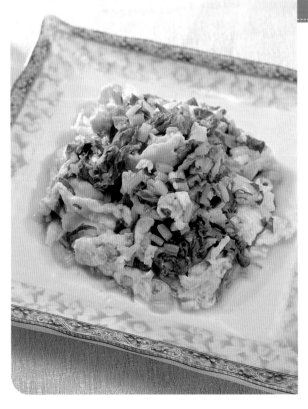

菠菜炒鸡蛋

原料

菠菜300克，鸡蛋2个

调料

葱末、姜末、盐、鸡粉、花生油各适量

制作方法

① 菠菜择洗干净，切成碎末。鸡蛋磕入碗内，用筷子搅散，成鸡蛋液，加少许盐，打散成蛋糊。

② 净锅置火上烧热，倒入适量花生油烧热，放入调好的鸡蛋液炒熟，盛出。

③ 锅留油烧热，放入葱末、姜末炒出香味，再放入菠菜碎末炒至熟烂，加入炒好的鸡蛋翻拌均匀，加入盐、鸡粉调味，盛出即可。

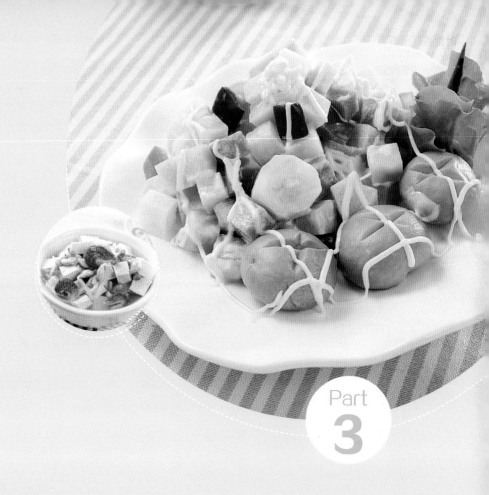

蔬菜、水果类

蔬菜是人们日常饮食中必不可少的食物之一。

蔬菜可提供人体所必需的多种维生素和矿物质。

据国际粮农组织 1990 年统计,

人体必需的维生素 C 的 90%、维生素 A 的 60% 来自蔬菜。

水果是对部分可以食用的植物果实和种子的统称。

水果有降血压、减缓衰老、减肥瘦身、皮肤保养、明目、抗癌、

降低胆固醇、补充维生素等保健作用。

豆角

营养功效

豆角性微温，味甘、淡，归脾、胃经；化湿而不燥烈，健脾而不滞腻，为治疗脾虚湿停常用之品；有调和脏腑、安养精神、益气健脾、消暑化湿和利水消肿的功效。适量食用可起到养肾的作用。

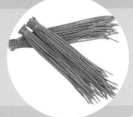

食用注意

一般人群均可食用。尤适宜白带多及癌症、急性肠胃炎者食用。腹胀者忌食。

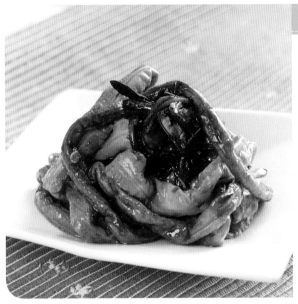

王婆豆角

原料

豆角400克

调料

姜丝、葱丝、辣椒丝、花生油、生抽、白糖、盐各适量

制作方法

1. 豆角洗净，焯水，沥干，切长段。
2. 锅入花生油烧热，放入姜丝、葱丝、辣椒丝，调入生抽、白糖、盐，煸出香味，制成味汁。
3. 将调好的味汁浇在豆角段上拌匀，装盘即可。

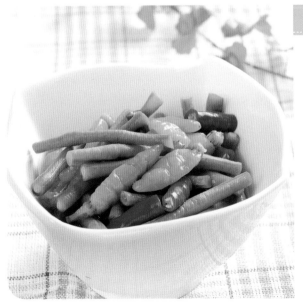

泡椒豆角

原料

豆角400克，红小米辣、泡野山椒各适量

调料

泡椒汁、冰糖、花椒、盐各适量

制作方法

1. 豆角洗净，切段，放入沸水锅中，加盐、花椒煮3分钟，捞出过凉水，沥干水分。红小米辣洗净。
2. 将豆角段、红小米辣放盛器中，加泡野山椒、泡椒汁、冰糖拌匀，倒入少许纯净水，放入冰箱，冷藏10~12小时，即可食用。

香辣豆角

原料

豆角400克

调料

姜丝、干辣椒丝、香油、盐各适量

制作方法

① 豆角洗干净，择好，切成段，入沸水锅中煮熟，捞出冲凉，沥干水分，备用。

② 将豆角段放入盛器中，放上干辣椒丝，烧适量热油浇在辣椒丝上，烹出辣香味，最后加入盐、香油调味，拌匀即可。

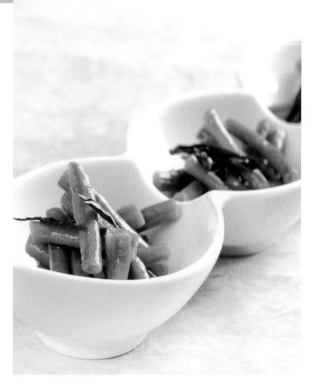

肉末泡豆角

原料

酸豆角、臀尖肉馅各200克

调料

葱末、姜末、红辣椒、豆豉、水淀粉、香油、酱油、料酒、白糖、盐各适量

制作方法

① 将酸豆角、红辣椒洗净，切碎；臀尖肉馅用料酒调稀。

② 锅入油烧热，放入葱末、姜末、豆豉爆香，加入臀尖肉馅煸熟，加入酸豆角碎、红辣椒碎，调入料酒、盐、酱油、白糖，用水淀粉勾芡，淋上香油即可。

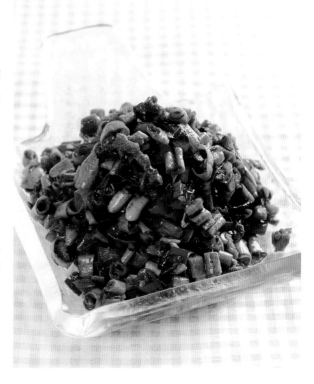

扁豆

营养功效

扁豆味甘，性平，归脾、胃经，有健脾、和中、益气、化湿、消暑之功效。主治脾虚兼湿、食少便溏、湿浊下注、妇女带下过多、暑湿伤中、吐泻转筋等证。

食用注意

老人说扁豆"吃盐"，意思是同样的盐量在炒扁豆时口味还是觉得淡，所以烹制扁豆时最后放盐，不至于吃进太多的盐。

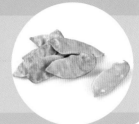

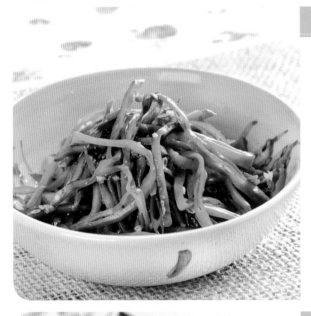

姜汁扁豆

原料

鲜嫩扁豆500克

调料

姜末、醋、酱油各适量

制作方法

1. 扁豆洗净，切丝，用沸水煮熟，捞在盘中，沥干水分，晾凉待用。
2. 用姜末、醋、酱油调匀成味汁，浇在扁豆上拌匀，装盘即可。

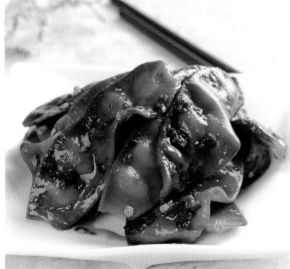

蒸拌扁豆

原料

扁豆300克，干辣椒10克

调料

蒜末、香油、盐各适量

制作方法

1. 扁豆洗净去筋，放入蒸锅中开锅蒸4分钟，捞出，放入盘中，晾凉备用。干辣椒洗净，切末。
2. 将干辣椒末、蒜末、盐放入盛扁豆的盘中，淋香油，拌匀即可。

腐竹烧扁豆

原料

扁豆300克，腐竹100克，香菇丁、牛肉末、胡萝卜丁各50克

调料

调料A(葱末、姜末、蒜末)、水淀粉、香油、酱油、调料B（料酒、胡椒粉、蚝油、白糖、盐）各适量

制作方法

1. 扁豆洗净，切块，过油稍炸，捞出备用；牛肉末加盐、酱油、料酒、香油拌匀，腌渍片刻；腐竹温水泡发，切断。

2. 锅入油烧热，放入牛肉末炒至变色，加入调料A，倒入香菇丁、腐竹丁、胡萝卜丁、扁豆翻炒，加调料B调味，用水淀粉勾芡，炒匀即可。

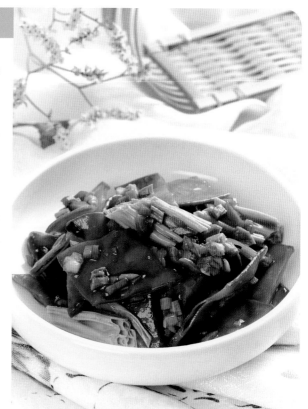

芥末扁豆丝

原料

扁豆300克，红辣椒适量

调料

盐、芥末、香油、酱油、白糖各适量

制作方法

1. 扁豆洗净，择好，投入沸水锅中焯熟，捞出沥干水分，晾凉后切成丝，备用。

2. 红辣椒洗净，切成细丝。

3. 将扁豆丝放入盆内，加入芥末、盐、白糖、香油、酱油拌匀，装盘撒上红辣椒丝即可。

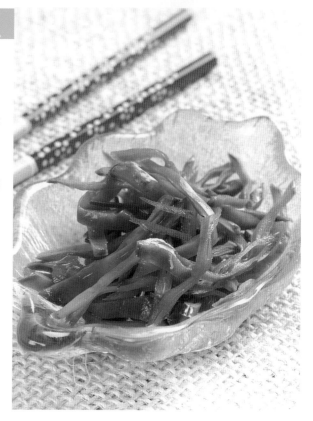

豌豆

营养功效

豌豆具有益中气、止泻痢、调营卫、利小便、消痈肿、解乳石毒之功效。对脚气、痈肿、乳汁不通、脾胃不适、呃逆呕吐、心腹胀痛、口渴泄痢等病症有食疗作用。

食用注意

多食豌豆会引起腹胀，故不宜长期大量食用。豌豆适合与富含氨基酸的食物一起烹调，可以明显提高豌豆的营养价值。

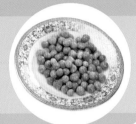

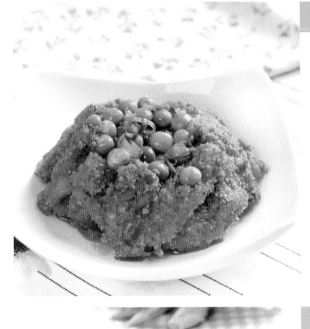

豌豆粉蒸肉

原料

猪前排肉500克，豌豆粒200克

调料

葱花、姜末、清汤、蒸肉粉、菜籽油、红油、调料A（老姜、米酒、胡椒粉、豆瓣、甜酱、酱油、白糖）、盐各适量

制作方法

1. 猪肉洗净，切片。豆瓣剁细。豌豆粒入沸水中余水，捞出沥干。
2. 将猪肉片加调料A拌匀，加蒸肉粉、姜末、清汤、菜籽油拌匀，上面放豌豆。上笼蒸至豆软肉粑时取出扣于圆盘内，撒葱花，淋红油。

豌豆鸡爪

原料

鸡爪12对，豌豆尖80克，红椒圈5克

调料

白酱油、香油、熟花生油、鲜汤

制作方法

1. 鸡爪洗净，煮熟，连汤舀入盆内，晾凉后捞起，去鸡爪骨。
2. 豌豆尖洗净，放入沸水锅内焯熟，捞起加盐，摆在盘中垫底。
3. 将鸡爪加白酱油、香油、熟花生油、鲜汤拌匀，鸡爪放在豌豆尖上，淋上拌鸡爪的汁水，撒上红椒圈即可。

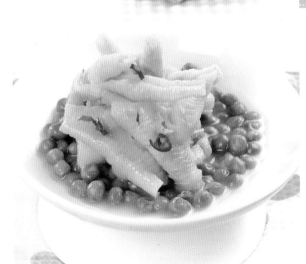

肉末鲜豌豆

原料

五花肉300克，豌豆粒200克

调料

胡椒粉、淀粉、鲜汤、猪油、白糖、盐各适量

制作方法

① 五花肉洗净，剁成细粒。豌豆粒洗净，捞出沥水。

② 锅入猪油烧热，下入五花肉粒炒散至断生，再放入豌豆粒煸炒1分钟，加入鲜汤、胡椒粉、盐煮约5分钟，再加入白糖，用淀粉勾成稀芡汁，起锅盛入汤碗中即可。

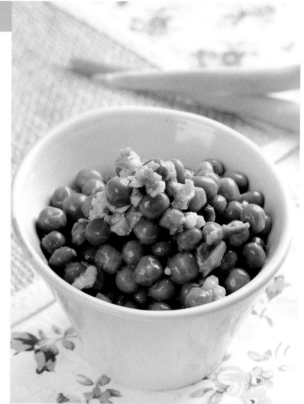

豌豆虾仁

原料

虾仁400克，白菊花瓣15克，豌豆粒10克

调料

葱末、姜末、蒜末、清汤、鸡蛋清、水淀粉、植物油、香油、料酒、盐各适量

制作方法

① 虾仁洗净，加鸡蛋清、盐、料酒、水淀粉，拌匀上浆。用清汤、料酒、盐、水淀粉调成味汁。

② 将浆好的虾仁入油锅，炒至断生，捞出。

③ 锅内放少许油，放入葱末、姜末、蒜末炸出香味，放入豌豆粒、虾仁煸炒片刻，倒入味汁，快速翻炒至熟，淋入香油，撒白菊花瓣即可。

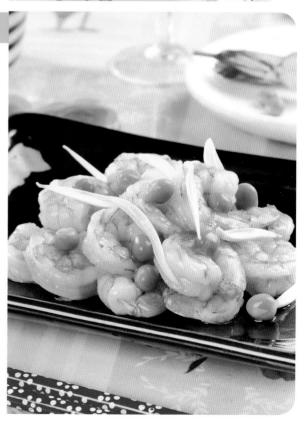

番茄

营养功效

番茄味甘、酸，性凉，微寒。能清热止渴，养阴，凉血，归肝、胃、肺经。具有生津止渴、健胃消食、清热解毒、凉血平肝、补血养血和增进食欲的功效。

食用注意

番茄不宜生吃。这是由于番茄中含有大量可溶性收敛剂等成分，会与胃酸发生反应，凝结成不溶解的块状物，容易引起胃肠胀满、疼痛等不适症状。

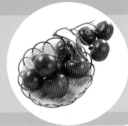

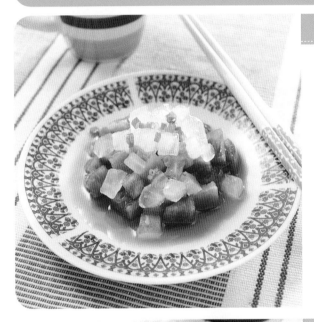

番茄块拌芦荟

原料

番茄250克，芦荟50克

调料

香油、味精、鲜酱油、香葱花各适量

制作方法

① 番茄洗净，切块。芦荟取肉，在沸水中煮3~5分钟，捞出切丁。

② 将香油、味精、鲜酱油、香葱花调成料汁，与番茄丁、芦荟丁拌匀即成。

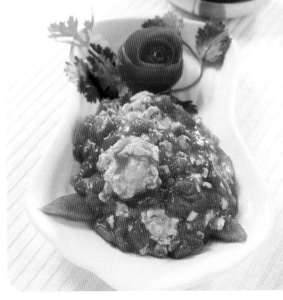

番茄炒鸡蛋

原料

番茄200克，鸡蛋50克

调料

植物油、盐各适量

制作方法

① 将番茄洗净，去皮，切成块。鸡蛋打入碗里，用筷子打匀，放少许盐。

② 炒锅入油烧热，放入鸡蛋炒至将熟，起锅盛碗。

③ 另起油锅，下番茄煸炒，加盐炒匀，再放入鸡蛋略炒即可。

瘦肉番茄粥

[原料]

番茄、猪瘦肉各100克,粳米300克

[调料]

盐、葱花、香油各适量

[制作方法]

1. 番茄洗净,切成小块。猪瘦肉洗净切丝。粳米淘净,泡半小时。

2. 往锅中放入粳米,加适量清水,大火烧开,改用中火,下入猪瘦肉,煮至猪瘦肉变熟。

3. 改小火,放入番茄,慢熬成粥,下入盐、调味,淋上香油,撒上葱花即可。

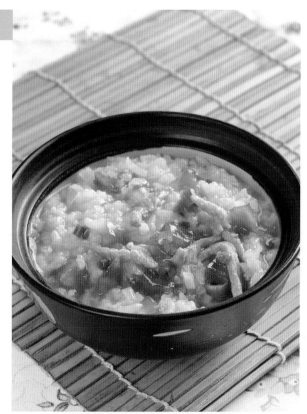

番茄蛋花汤

[原料]

鸡蛋1个,豆腐100克,番茄150克

[调料]

植物油、盐、葱花各适量

[制作方法]

1. 鸡蛋打散制成蛋液。番茄洗净切片。豆腐洗净切片备用。

2. 锅中加适量植物油,烧热后下葱花炝锅,倒入适量清水,武火煮至五成沸。将番茄倒入锅中,继续煮沸。

3. 最后将豆腐片放入锅中,将蛋液缓缓倒入,形成蛋花,加适量盐调味即可。

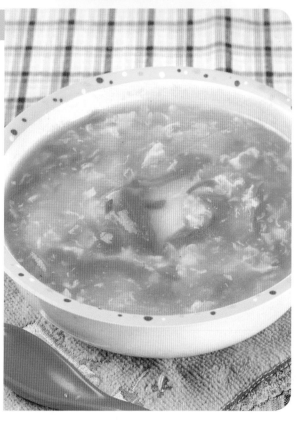

茄子

营养功效

茄子富含 B 族维生素，对痛经、慢性胃炎及肾炎水肿等也有一定辅助治疗作用。

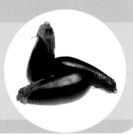

食用注意

茄子性凉，脾胃虚寒、体弱、便溏者不宜多食。茄子易使麻醉剂无法正常地分解，手术前的患者不宜食用，否则会拖延苏醒时间，影响身体康复的速度。

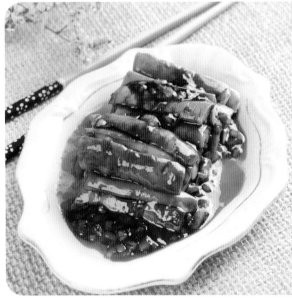

青椒炝茄子

原料

茄子400克，青椒末20克

调料

蒜泥、蚝油、辣椒油、生抽、白糖、盐各适量

制作方法

① 茄子洗净，切成长段，放入蒸锅中蒸制4分钟，出锅晾凉，装入盘中。

② 用青椒末、蒜泥、生抽、蚝油、白糖、辣椒油、盐调匀成味汁。

③ 将调制好的味汁浇在蒸熟的茄子上，拌匀即可。

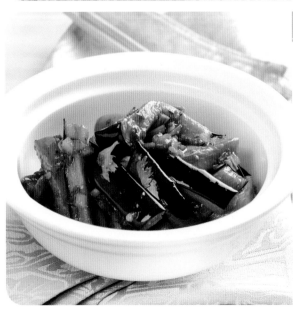

肉末鱼香茄条

原料

猪肉200克，茄子300克

调料

葱花、姜末、蒜末、香菜末、豆瓣酱、鲜汤、水淀粉、生抽、白糖、盐各适量

制作方法

① 猪肉洗净，剁粒。茄子洗净，切成条。

② 锅入油烧热，放入茄条翻炒至变软，捞出沥油。

③ 油锅入猪肉粒炒熟，放入豆瓣酱、葱花、姜末、蒜末爆香，放入鲜汤、白糖、生抽、盐，倒入茄条烧沸，用水淀粉勾芡收汁，撒香菜末即可。

肉段烧茄子

原料

臀尖肉400克，胡萝卜片30克，鸡蛋1个，茄子200克

调料

葱段、姜末、鲜汤、淀粉、植物油、香油、酱油、醋、盐各适量

制作方法

1. 臀尖肉洗净，切块，加鸡蛋、淀粉挂糊。茄子洗净去皮，切成长条。用鲜汤、酱油、醋、盐、淀粉调成汁。

2. 锅入植物油烧热，放入臀尖肉块炸至表皮稍硬，捞出。锅留原油烧热，下入茄子复炸两遍。

3. 锅留油烧热，爆香葱段、姜末，放入胡萝卜片、肉块、茄子，加入调好的味汁熘炒，淋香油即可。

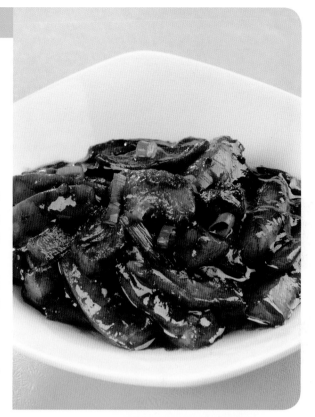

香辣茄子鸡

原料

鸡腿500克，茄子200克

调料

葱花、蒜末、水淀粉、辣豆瓣、植物油、醋、酱油、料酒、白糖各适量

制作方法

1. 鸡腿肉洗净，切块，加入料酒、酱油、水淀粉腌拌。茄子洗净，切滚刀块，放入盐水中浸泡，捞出沥干。

2. 将鸡肉块、茄子块分别过油，捞出沥油。

3. 锅入油烧热，下入蒜末、辣豆瓣、酱油、白糖、醋、水淀粉、鸡肉块、茄子块烧至入味，撒上葱花，炒匀盛入煲中，小火烧片刻即可。

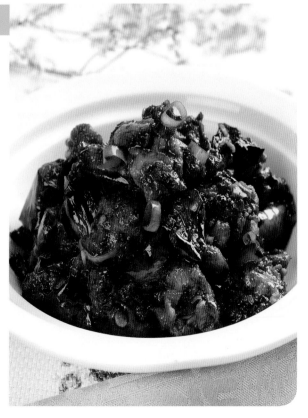

菜花

营养功效

菜花适宜中老年人、小孩和脾胃虚弱、消化功能不强者食用。尤其适用于缓解暑热之际，口干渴、小便呈金黄色，大便硬实或不畅通等症状。

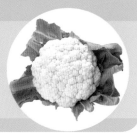

食用注意

菜花虽然营养丰富，但易残留农药，还容易生菜虫，所以在吃之前，可将菜花放在盐水里浸泡几分钟，菜虫就跑出来了，还有助于去除残留农药。

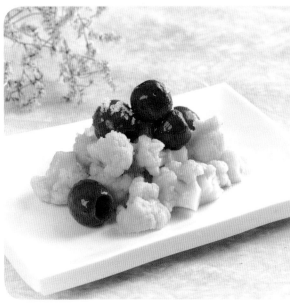

山楂淋菜花

原料

菜花300克，山楂罐头100克

调料

盐、白糖各适量

制作方法

① 菜花用盐水浸泡10分钟，洗净，切块，入沸水锅中焯烫至熟透，捞出，沥干水分。

② 将菜花块放入盘中摊平，山楂取出放在菜花上，再浇入山楂汁，撒上白糖即可。

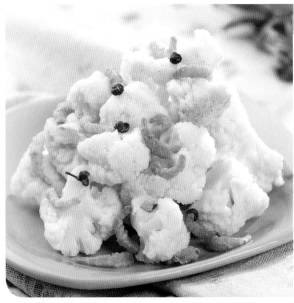

海米炝菜花

原料

菜花300克，海米25克

调料

盐、花椒、香油各适量

制作方法

① 海米用温水泡软。

② 菜花洗净，切小朵，用沸水焯过，过凉，控净水分，加入海米、盐拌匀，备用。

③ 往锅内注入香油烧热，放入花椒炸香，浇在菜花上即可。

脆煎菜花

原料

菜花200克，鸡蛋1个，面粉20克

调料

面包渣、果酱各100克，盐、白胡椒粉、黄油各适量

制作方法

1. 菜花择成朵，洗净，放入开水中烫至八成熟，捞出，过凉水，捞出，控净水，放入盐、白胡椒粉拌匀，滚上面粉。

2. 鸡蛋打入碗内用筷子搅匀，把菜花蘸上鸡蛋液，再滚上面包渣，用手压实。

3. 煎锅内放黄油，加热至五成热，将菜花逐块下入油中，煎呈金黄色时捞出装盘，配果酱上桌即可食用。

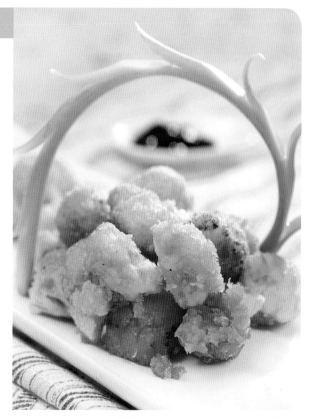

辣炝菜花

原料

菜花400克，红杭椒段30克

调料

葱花、盐、花椒粒、花生油各适量

制作方法

1. 菜花掰小朵，洗净，放沸水锅中焯水，捞出过凉水，控干水分，放入盛器中。

2. 将红杭椒段、葱花一同放在处理好的菜花上。

3. 油锅烧热，放入花椒粒炸出香味，连油待花椒粒浇在菜花上，倒入锅中，盖上盖焖一下。最后用盐调味，翻拌均匀，出锅装盘即可。

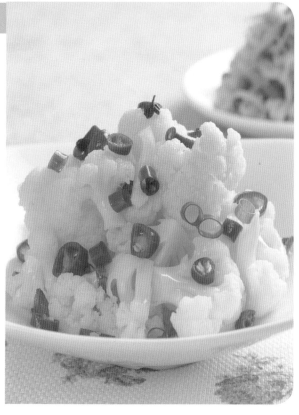

西蓝花

营养功效

中医认为西蓝花可补肾填精、健脑壮骨、补脾和胃，其补肾作用在现代有了不一样的诠释，因为它可以预防"男性二号癌症杀手"——前列腺癌，是补肾的佳蔬。

食用注意

一般人群均可食用。红斑狼疮患者忌食。

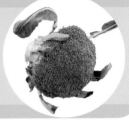

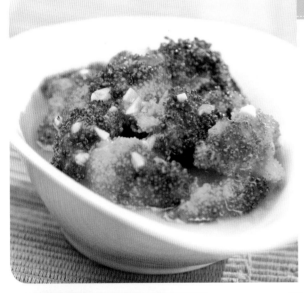

奶油西蓝花

原料

西蓝花300克，奶油50克，牛奶50毫升

调料

蒜末、盐、黄油各适量

制作方法

1. 西蓝花择成小朵，用流动的水冲洗干净，再用清水泡半小时。
2. 往锅内加水烧开，将西蓝花焯水，捞出，过凉开水，沥干。
3. 锅里放入黄油烧至溶化，加入蒜末，倒入奶油、牛奶煮开，倒入西蓝花翻匀，出锅前再加少许盐调味即可。

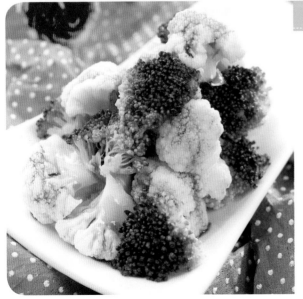

拌双花

原料

菜花200克，西蓝花150克

调料

盐、食醋、辣椒油各适量

制作方法

1. 菜花掰成小块，洗净。西蓝花掰成小块，洗净。
2. 将菜花、西蓝花下入沸水锅中焯熟，放入凉水中过凉，捞出，沥水，放入盘中。
3. 将辣椒油、盐、食醋倒入碗内调成汁，浇在双花上，拌匀即可。

碧绿鸡心锅巴

原料

锅巴50克，洋葱、花生仁各25克，鸡心150克，西蓝花200克

调料

蒜末、盐、白糖、胡椒粉、柠檬汁、麻椒粉、红油、植物油各适量

制作方法

1. 锅置火上，放植物油烧至五成热，下入锅巴炸脆捞出，沥油备用。花生仁入沸水锅中煮至断生，捞出去皮。

2. 鸡心切花刀，洗净。西蓝花洗净，切碎。洋葱去皮，洗净，切丝。

3. 炒锅加入红油烧热，下入鸡心炒变色，加入洋葱丝、麻椒粉、蒜末炒香，再放花生仁、西蓝花煸炒，加盐、白糖、胡椒粉、柠檬汁炒匀，放入锅巴炒入味即可。

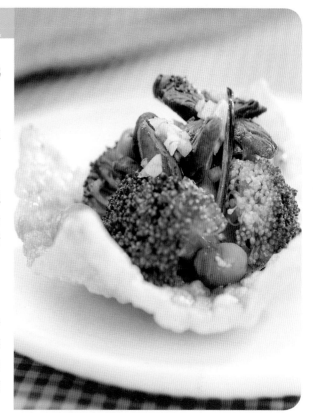

罗汉素烩

原料

西蓝花300克，胡萝卜、竹荪、白萝卜、黄瓜、土豆、银杏各50克

调料

葱段、姜片、盐、水淀粉、植物油各适量

制作方法

1. 将西蓝花撕小朵，洗净，焯水。胡萝卜、白萝卜、土豆分别去皮，洗净，切成花片，焯水。竹荪泡开，切段。黄瓜洗净去皮，一切4瓣。银杏去皮。

2. 油烧热，放入姜片、葱段爆香，倒入所有原料、水，加盐，小火煮3分钟盛入碗中，入笼蒸15分钟，取出后扣在碟中，将原汁烧热，用水淀粉勾芡，淋在菜上即可。

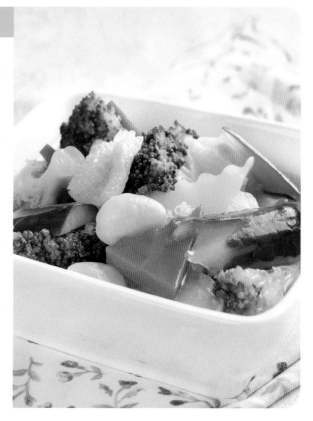

莲藕

营养功效

莲藕是冬令进补的保健食品，既可食用，又可药用。生食能凉血散瘀，熟食能补心益肾，有助于补五脏之虚，强壮筋骨，滋阴养血，同时还能利尿通便，帮助排泄体内的废物和毒素。

食用注意

莲藕切件后放入开水中焯烫片刻，捞出用清水洗净，可使莲藕不变色，还能保持爽脆口感。烹制莲藕时忌用铁器，以免引起食物发黑。

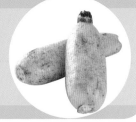

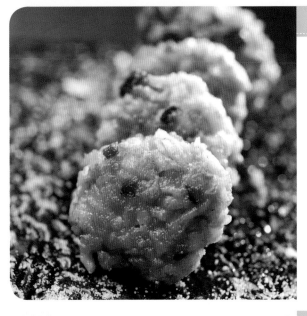

香煎藕饼

原料

莲藕350克

调料

葱末、姜末、盐、料酒、蛋清、植物油各适量

制作方法

1. 莲藕洗净，去皮，切成碎末，加入葱末、姜末、盐、料酒、蛋清搅匀，调成馅料。
2. 锅入植物油烧热，将调好的馅做成小饼状放入锅内煎至两面金黄色，出锅即可。

香炒藕片

原料

嫩莲藕300克，野山椒100克

调料

姜末、花椒油、植物油、醋、白糖、盐各适量

制作方法

1. 莲藕去皮，洗净，切片。
2. 锅入清水，加入盐、植物油烧开，放入藕片焯熟，捞出，沥干水分，备用。野山椒剁碎。
3. 锅入油烧热，放入姜末、野山椒碎炒香，下入藕片，加盐、白糖、醋调味，淋入花椒油炒匀即可。

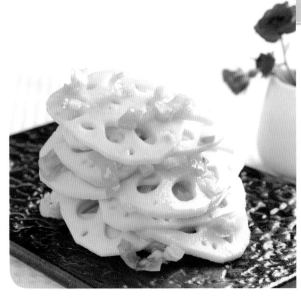

糖醋藕排

[原料]

莲藕300克，番茄100克，青椒70克

[调料]

盐、番茄酱、白糖、白醋、面粉、生粉、泡打粉、水淀粉、植物油各适量

[制作方法]

1. 莲藕洗净，去皮，切成条，撒上生粉拌匀。番茄和青椒分别洗净，切成条。
2. 将面粉和生粉按2：1的比例放入碗内，加入盐、植物油、泡打粉调成糊状，将莲藕条裹上面糊放油锅里炸至表层变脆。
3. 另起锅加植物油烧热，倒入番茄酱，加入白醋、白糖、水翻炒，入青椒条、番茄条，转小火，用水淀粉勾芡，倒入炸好的莲藕条，转旺火快速炒匀出锅。

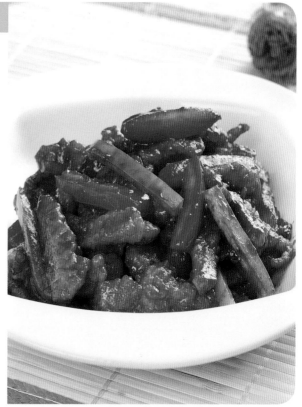

野山椒炝藕片

[原料]

莲藕300克，野山椒100克

[调料]

花椒、干红辣椒、植物油、盐各适量

[制作方法]

1. 将干红辣椒剪成小段。莲藕去皮，洗净，切成薄片，入沸水中焯熟，捞出，沥干水分，备用。
2. 锅入油烧热，放入花椒、干红辣椒炒出香味，下入莲藕片、野山椒，调入盐，快速炒匀，起锅装盘即可。

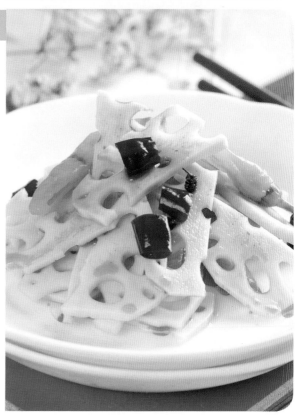

胡萝卜

营养功效

中医认为胡萝卜有健脾和胃、清热解毒、壮阳补肾、降气止咳等功效。可刺激皮肤的新陈代谢，从而使皮肤细嫩光滑，肤色红润，对美容健肤有独到的作用。

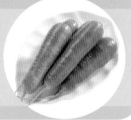

食用注意

研究发现，女性过多食用胡萝卜后，摄入的大量胡萝卜素会引起闭经并抑制卵巢的正常排卵功能。因此，欲怀孕的女性不宜多吃胡萝卜。

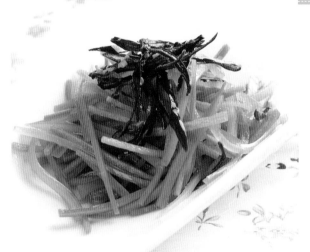

油泼双丝

原料

莴笋、胡萝卜各200克

调料

干辣椒丝、菜子油、白糖、盐各适量

制作方法

1. 莴笋、胡萝卜洗净，去皮，切丝。
2. 将莴笋丝、胡萝卜丝入沸水中焯水，捞出，冲凉，加盐、白糖调味，拌匀，摆放盘中，撒上干辣椒丝。
3. 炒锅上火烧热，放入菜子油烧开，趁热淋在莴笋丝、胡萝卜丝上，拌匀出锅装盘即可。

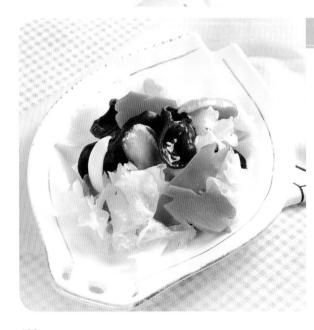

春季杂锦菜

原料

胡萝卜、水发银耳、水发黑木耳、草菇、荷兰豆、百合各50克

调料

葱末、姜末、盐、植物油各适量

制作方法

1. 水发银耳、水发黑木耳分别洗净，切块。草菇、胡萝卜分别洗净，切片。荷兰豆洗净，两头切V形。
2. 锅内加油烧热，爆香葱末、姜末，放入荷兰豆、胡萝卜、银耳、黑木耳，用中火炒片刻，加入草菇、百合炒匀，放盐调味即可。

养生羊骨

原料

羊骨400克，莴笋200克，胡萝卜、马蹄各100克

调料

葱末、姜末、盐、白胡椒、小米椒、料酒、高汤、植物油各适量

制作方法

1. 羊骨洗净，切成大段，加葱末、姜末、料酒煮熟。马蹄去皮，洗净。莴笋洗净，切条。

2. 将莴笋、马蹄、胡萝卜修成算珠形。小米椒洗净，切末。

3. 锅中加植物油烧热，爆香葱末、姜末、白胡椒，加入羊骨、高汤，放入胡萝卜、莴笋、马蹄，炖至入味，加盐调味，撒小米椒末出锅即可。

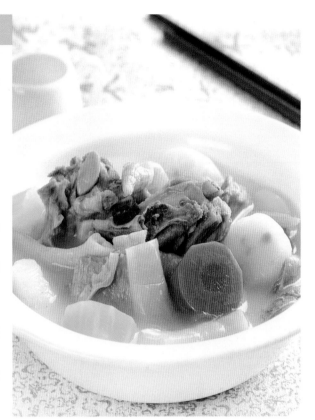

胡萝卜炖菜

原料

胡萝卜300克，绿竹笋180克，白笋150克，干香菇80克，莲藕100克

调料

盐、素高汤、鲜牛奶、橄榄油各适量

制作方法

1. 将胡萝卜、绿竹笋、白笋、莲藕分别洗净，切成滚刀块。

2. 干香菇放入热开水中泡软，捞出，洗净，备用。

3. 净锅置火上，倒入素高汤烧开，放入胡萝卜块、竹笋块、白笋块、莲藕块、香菇，小火炖煮半小时，加入橄榄油、盐，再继续煮5分钟，加入鲜牛奶煮开，出锅即可。

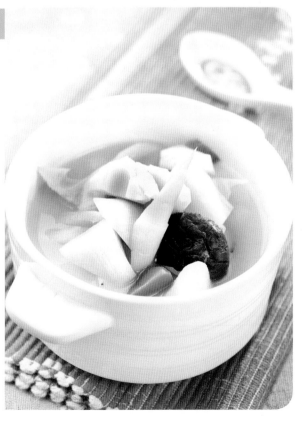

芹菜

营养功效

芹菜具有平肝清热、祛风利湿、除烦消肿、补肾固齿、解毒宣肺、利尿消肿、清肠利便、润肺止咳、降低血压、健脑镇静的功效。

食用注意

一般人群均可食用。脾胃虚寒、肠滑不固、血压偏低者以及婚育期男士慎食。

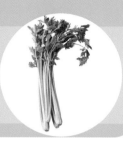

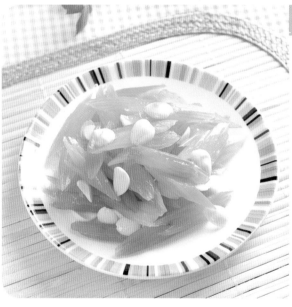

杏仁炒芹菜

原料

芹菜300克，杏仁20克

调料

葱段、盐、植物油各适量

制作方法

① 芹菜择去菜叶，洗净，斜切段。杏仁泡发，去皮备用。

② 往锅内加水烧沸，下入芹菜段焯水，捞出过凉备用。

③ 锅置火上，加入植物油烧热，爆香葱段，倒入芹菜炒至断生，放入杏仁，加入盐调味，出锅即可。

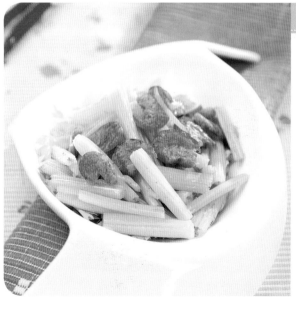

海米炒芹黄

原料

芹菜黄500克，泡发海米75克

调料

葱丝、姜丝、盐、料酒、香油、花生油各适量

制作方法

① 芹菜黄洗净，劈开切成长段。

② 将芹黄段放入沸水中，氽透捞出，放冷开水中透凉，控干水分。

③ 锅内放花生油烧热，放入葱丝、姜丝略炒，再放入海米继续炒，烹入料酒，倒入芹菜黄，加盐和香油调拌均匀，装盘即可。

银杏炒芹菜

原料

芹菜400克，银杏仁50克，胡萝卜10克

调料

葱末、姜末、盐、植物油各适量

制作方法

1. 芹菜去叶、根，洗净，切段。胡萝卜洗净，切片。

2. 锅入植物油烧热，待油温烧至四成热时放入银杏仁炸熟，捞出控油。往锅内加水烧沸，加少许盐、植物油，放入芹菜段焯一下，捞出沥干水分。

3. 锅入油烧热，放入葱末、姜末爆香，加芹菜段、胡萝卜片煸炒片刻，放入银杏仁，加入适量盐炒至菜熟，出锅装盘即可。

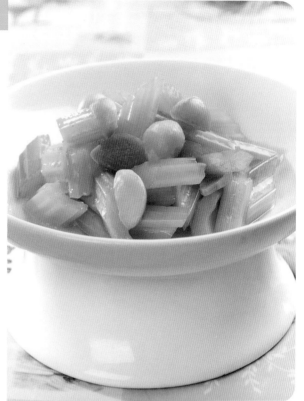

海蜇皮拌芹菜

原料

芹菜300克，水发海蜇皮50克

调料

盐、白糖、鸡粉、醋各适量

制作方法

1. 芹菜洗净，去叶、粗筋，切成长段，放入开水中焯一下，捞出，控干。

2. 水发海蜇皮反复搓洗干净，沥干水分，切成细丝。

3. 将芹菜段、海蜇皮丝一起放入大碗内，加入适量盐、白糖、鸡粉、醋调味，调拌均匀，装入盘中即可。

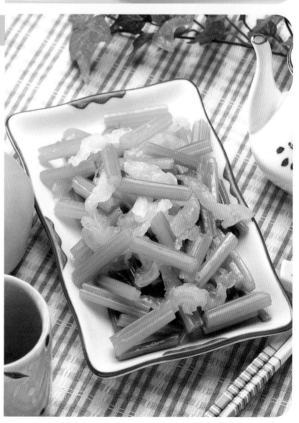

茼蒿

营养功效

茼蒿具有平补肝肾、缩小便、宽中理气的作用。可以缓解肝肾阴虚导致的失眠多梦、心烦不安以及肾阳虚所致的夜尿频多等症状。

食用注意

茼蒿中的芳香精油遇热易挥发，烹调时应以旺火快速烹炒，或氽汤、凉拌，或与肉、蛋等荤菜共炒可提高其维生素A的利用率。

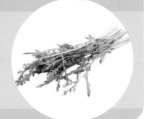

茼蒿炒香干

原料

茼蒿400克，香干200克

调料

植物油、香油、盐各适量

调料

① 茼蒿去根、叶留杆，清洗干净，切成段；香干洗净，切成条。

② 锅入油烧热，下茼蒿煸炒，放入香干条继续煸炒。

③ 至茼蒿熟后，加少许盐调味，出锅前淋少许香油即可。

拌茼蒿

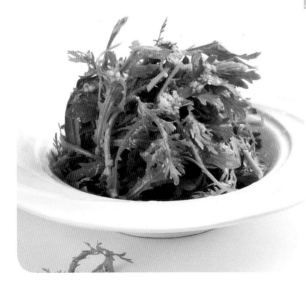

原料

茼蒿300克，胡萝卜20克

调料

生抽、老陈醋、白糖、香油、蒜末各适量

制作方法

① 将茼蒿洗净，切成段，胡萝卜洗净，去皮切丝。

② 将茼蒿段、胡萝卜丝放入盛器中，加入蒜末、生抽、白糖、老陈醋、香油拌匀，装盘即可。

腐乳炒茼蒿

原料

茼蒿500克，红椒50克，腐乳适量

调料

姜、葱、盐、白糖、香油、植物油各适量

制作方法

1. 茼蒿择洗干净，切成段，放入沸水锅中焯熟，捞出装盘。姜、葱、红椒择洗干净，切丝，装入碗中。

2. 用腐乳、香油、白糖、盐拌匀，制成调味汁。

3. 炒锅置火上，倒入香油和植物油烧热，浇在姜丝、葱丝和红椒丝上。将调味汁和用热油炝香的姜丝、葱丝、红椒丝，淋在焯好的茼蒿上，拌匀即可。

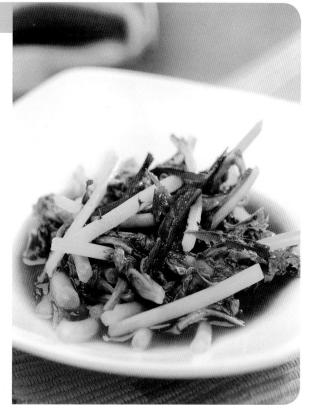

茼蒿海鲜小豆腐

原料

茼蒿200克，豆腐150克，蛤蜊50克，虾仁50克，鸡蛋2个

调料

花生油、料酒、盐、鸡精、胡椒粉、葱花各适量

制作方法

1. 将蛤蜊洗净，煮熟，取肉去壳，蛤蜊汤过滤干净。虾仁洗净，切丁，入沸水锅汆熟，捞出控水。

2. 把茼蒿洗净，切粗丁，放入盛器中，豆腐抓散，放入茼蒿中，加鸡蛋拌匀。

3. 锅中加花生油烧热，加葱花、料酒爆香，倒入茼蒿豆腐，加蛤蜊肉、蛤蜊汤、虾仁丁，用盐、鸡精、胡椒粉调味，烧至入味熟透，出锅装盘即可。

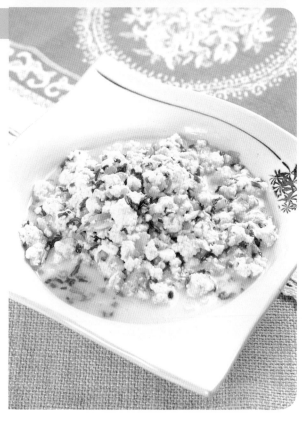

韭菜

营养功效

在中医学里，韭菜有一个很响亮的名字叫"壮阳草"，具有补肾温阳的作用，还可促进脾胃对营养物质的消化吸收，增强机体免疫力。

食用注意

阴虚内热及疮疡、目疾患者均忌食。韭菜不宜与菠菜同食，否则容易引起腹泻。

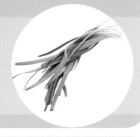

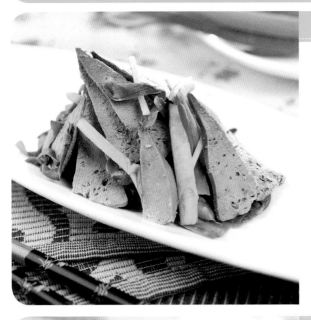

韭菜拌羊肝

原料

韭菜150克，熟羊肝120克

调料

姜丝、盐、黄酒各适量

制作方法

1 韭菜洗净，切成长段，放入开水中焯烫。

2 熟羊肝洗净，切成薄片备用。

3 将黄酒、姜丝、羊肝片和韭菜段加入适量盐调味，拌匀，装盘即可。

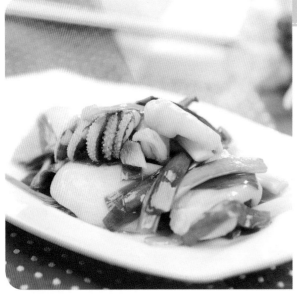

韭菜小乌鱼

原料

小乌鱼400克，韭菜200克

调料

葱段、姜片、盐、酱油、花生油各适量

制作方法

1 韭菜洗净，切段。小乌鱼洗净。

2 往锅内加水烧热，倒入小乌鱼焯一下，捞出备用。

3 锅内加入花生油烧热，下入葱段、姜片爆香，倒入韭菜段翻炒至变软，放入小乌鱼，加入盐、酱油调味，炒匀后出锅即可。

韭菜炒鸭肠

原料

白卤鸭肠200克，韭菜200克，胡萝卜50克

调料

葱丝、盐、蚝油、白糖、植物油各适量

制作方法

1. 白卤鸭肠洗净，切成段。韭菜、胡萝卜分别用清水洗干净，均切成长段。

2. 净锅置火上，倒入油烧热，下葱丝炒出香味，再下入胡萝卜段、韭菜段同炒，加入盐、蚝油、白糖调味。

3. 下入白卤鸭肠翻炒至熟，起锅装盘即可。

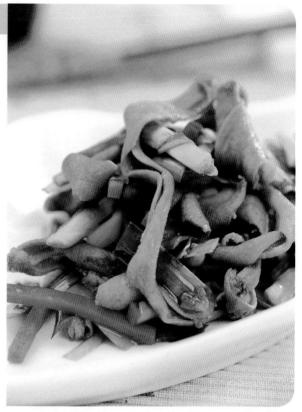

韭菜虾仁水饺

原料

面粉250克，猪肉200克，韭菜200克，鲜虾仁100克

调料

葱、姜、香油、盐、料酒各适量

制作方法

1. 往面粉中加适量清水，搅拌均匀后揉成面团，放置备用。韭菜洗净切碎。虾仁洗净切成粒。葱、姜洗净切末备用。

2. 将猪肉洗净剁成肉馅，加适量料酒和盐，沿着相同方向搅拌至黏稠，然后加入香油、葱末、姜末和虾仁粒、韭菜碎一起搅拌成馅。

3. 将面团制成剂子擀成饺子皮，包入馅料，倒入沸水锅中煮熟，出锅即可。

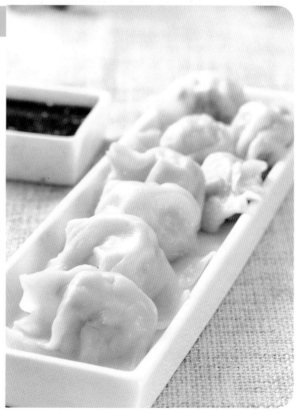

卷心菜

营养功效

卷心菜具有益肾、填精、健脑、利五脏、调六腑、通筋络之功效。主治睡眠不佳、多梦易醒、耳目不聪、关节屈伸不利、胃脘疼痛等病症。

食用注意

一般人群均可食用。特别适合动脉硬化、胆结石、肥胖及消化道溃疡患者食用。皮肤瘙痒性疾病、眼部充血患者忌食；卷心菜富含膳食纤维，且质硬，故脾胃虚寒、泄泻以及小儿脾弱者不宜多食。

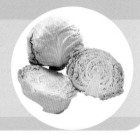

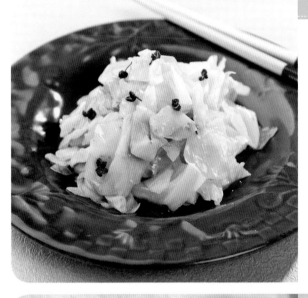

糖醋卷心菜

原料

卷心菜300克

调料

盐、香油、白糖、醋、酱油、花椒、植物油各适量

制作方法

1. 卷心菜择洗干净，切成小块，焯水至熟，取出过凉，加香油、白糖、醋、酱油、盐搅拌均匀。

2. 油锅烧热，下入花椒炸出香味，浇在卷心菜块上调拌均匀即可。

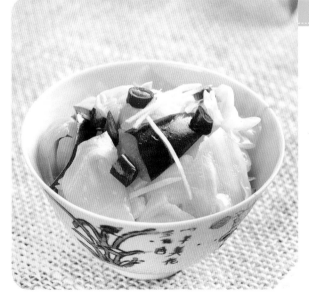

什锦卷心菜

原料

卷心菜300克，鲜香菇100克，红辣椒20克

调料

姜丝、盐、香油各适量

制作方法

1. 卷心菜洗净，撕块。鲜香菇洗净，切条，放入沸水中焯熟，冲凉，切块。红辣椒洗净，切丁。

2. 将卷心菜块、香菇块放入碗中，加入红辣椒丁、姜丝、盐拌均匀，淋上香油即可。

卷心菜炒粉丝

原料

卷心菜300克，龙口粉丝75克，鸡蛋2个

调料

姜丝、干辣椒、盐、醋、花椒油、生抽、植物油各适量

制作方法

1. 卷心菜洗净，切丝。龙口粉丝用水泡软，切成10厘米长的段。干辣椒放入水中泡软，切丝。

2. 鸡蛋加盐调匀，下锅炒熟备用。

3. 锅入油烧至五成热，加入姜丝、干辣椒丝炒出香味，然后放入卷心菜丝，加适量醋，然后加入粉丝翻炒，加入适量生抽、少许盐，炒到没有水分时，再倒入炒好的鸡蛋，拌匀，加入花椒油，翻匀出锅即可。

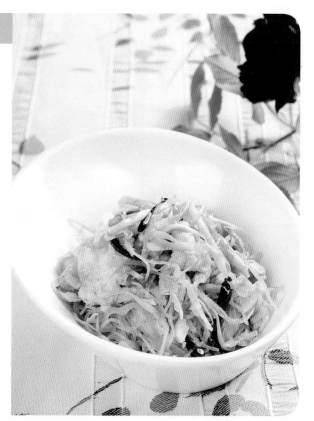

香辣卷心菜

原料

卷心菜300克，红干椒段50克

调料

葱末、姜末、蒜末、盐、香油、白糖、植物油各适量

制作方法

1. 卷心菜择去老叶，洗净，切成大块。红干椒段用冷水泡软，捞出沥水，备用。

2. 净锅置火上烧热，倒入植物油烧至七成热，放入葱末、姜末、蒜末炝锅，再放入红干椒段煸炒片刻，放入卷心菜块，加入白糖、盐，旺火炒匀，淋入香油，出锅装盘即可。

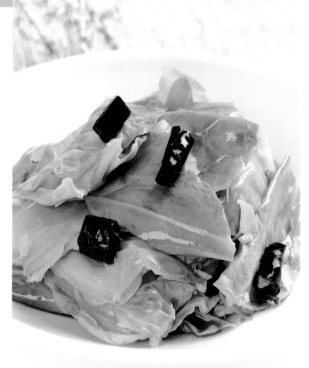

荠菜

营养功效

荠菜性平，味甘。有和脾、利水、止血、明目的功效。适量食用可起到养肾的作用。

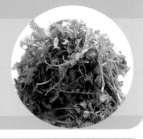

食用注意

荠菜不宜久烧久煮，时间过长会破坏其营养成分，也会使颜色变黄。建议不要加蒜、姜、料酒来调味，以免破坏荠菜本身的清香味。

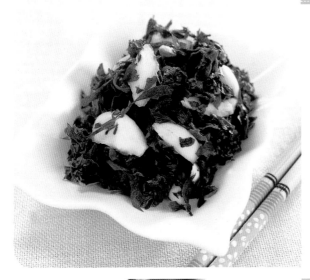

荠菜百合

原料

荠菜100克，百合50克

调料

盐、白糖、植物油各适量

制作方法

1. 荠菜择除杂质，洗净，切成末。百合洗净，分开成瓣。

2. 净锅置火上，倒入植物油烧热，下入荠菜末、百合同炒，待百合熟软时加入白糖和盐炒匀，出锅即可。

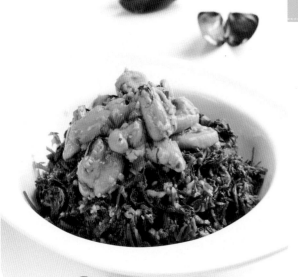

荠菜海虹

原料

荠菜300克，海虹200克，红椒粒20克

调料

生抽、白糖、香油各适量

制作方法

1. 将荠菜洗净，放入沸水锅中余烫，捞出冲凉，控干水分，切成粗末。

2. 海虹洗净，放入沸水锅中，煮熟，捞出取肉，洗净泥沙，晾凉备用。

3. 把荠菜末、海虹肉放入盛器中，用生抽、白糖调味，淋香油拌匀即可。

辣椒

营养功效

辣椒的热辣除了镇热止痛外，还能促进肾上腺素分泌，提高新陈代谢，从而提高机体免疫能力，保护肾脏。

食用注意

辣椒虽然富于营养，又有重要的药用价值，但食用过量反而会刺激胃肠黏膜，使其高度充血、蠕动加快，引起胃疼、腹痛、腹泻并使肛门烧灼刺疼，诱发胃肠疾病，促使痔疮出血。

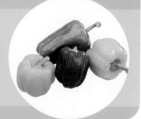

酒醉辣椒

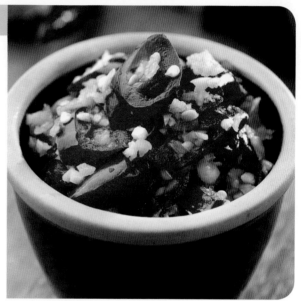

原料

红辣椒400克

调料

姜、蒜、盐、白糖、白酒各适量

制作方法

1. 红辣椒洗净，切成小斜刀片，装入小瓷盆中。

2. 姜用清水洗干净，切小片。蒜去皮，捣烂放入红辣椒盆内。

3. 往碗中放入盐、白糖、白酒搅拌均匀，倒入红辣椒盆内，稍拌后压实、盖严，腌制6天后取出即可。

拌三样

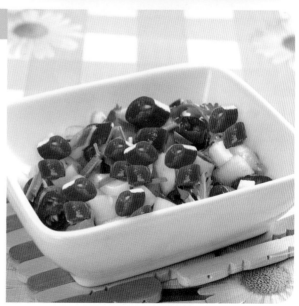

原料

红尖辣椒、洋葱、香菜各100克

调料

盐、生抽、香醋各适量

制作方法

1. 洋葱洗净，去皮，切成丁状。红尖辣椒洗净，顶刀切环。

2. 香菜带叶用清水洗干净，切成3厘米长的小段。

3. 将处理好的洋葱丁、红辣椒环、香菜段一起放入同一个容器内，加入生抽、盐、香醋拌匀即可。

土豆

营养功效

土豆性平、味甘、无毒、能和胃除湿、益气调中、健脾强肾、缓急止痛、通利小便，对脾胃虚弱、肠胃不和、脘腹作痛、大便不畅等症有一定疗效。

食用注意

一般人均可食用。尤适宜低蛋白饮食的肾病患者、糖尿病患者食用。孕妇慎食。

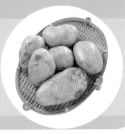

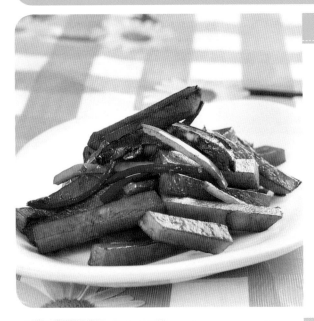

香菇炒土豆条

原料

土豆400克，泡发香菇、青椒、红椒各100克

调料

盐、酱油、植物油各适量

制作方法

① 土豆洗净，切粗条。泡发香菇洗净，切片。青、红椒洗净，切丝。

② 锅入油烧热，将土豆条煎至七八成熟，加入香菇片翻炒，同时淋少许酱油和水，快熟时放入青、红椒丝，加入盐调味，出锅即可。

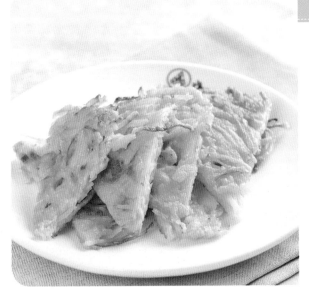

家常煎土豆饼

原料

土豆丝300克，鸡蛋液20克

调料

蒜汁、盐、淀粉、植物油各适量

制作方法

① 将土豆丝、鸡蛋液、盐、淀粉拌匀放在抹有油的盘中，压成圆饼状。

② 净锅置火上，加适量油烧至六成热，轻轻放入土豆丝圆饼煎制。

③ 待土豆圆饼煎至两面呈金黄色、熟透时，取出切成块，码入盘中，佐蒜汁食用即可。

芝麻素鱼排

原料

土豆500克，鸡蛋2个，芝麻30克

调料

盐、玉米淀粉、白糖、香油、椒盐、植物油各适量

制作方法

1. 芝麻浸泡，洗净，沥干水分，放锅内用小火炒熟，去浮皮。

2. 土豆洗净，去皮蒸熟，压成细泥，加盐、白糖、香油、玉米淀粉、鸡蛋、水调匀。做成长形薄片，两面蘸上芝麻，按实成为素鱼排生坯。

3. 锅入油烧至六成热，放入芝麻素鱼排生坯炸熟，捞出控净油。素鱼排切成一字条，装入盘中，撒上椒盐即可。

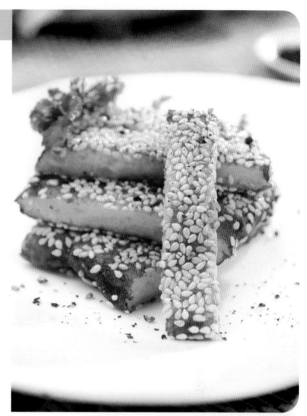

素炒蟹粉

原料

土豆泥300克，熟胡萝卜泥100克，熟嫩笋末75克，熟冬菇末50克，鸡蛋液30克

调料

姜末、盐、醋、植物油各适量

制作方法

1. 将土豆泥、胡萝卜泥用白布包好挤去水分，放盆内。鸡蛋液与姜末调匀。

2. 锅入植物油烧至八成热，倒入土豆泥、胡萝卜泥同炒。

3. 再倒入鸡蛋液、姜末翻炒片刻，加入盐调味，放入冬菇末、笋末，再加入醋、植物油炒至熟，出锅装盘即可。

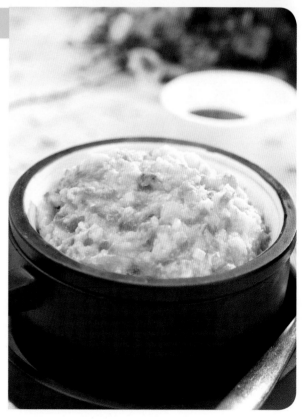

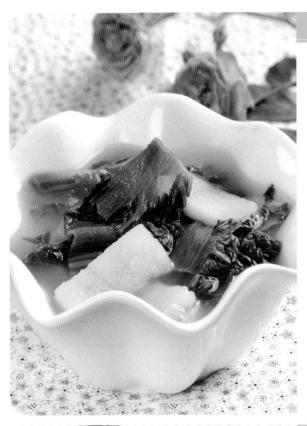

酸菜土豆片汤

原料

土豆300克，酸菜150克

调料

葱末、姜末、盐、鲜汤、植物油各适量

制作方法

1. 酸菜洗净，切成大段，待用。
2. 土豆削去外皮，洗干净，切成大片，待用。
3. 净炒锅置火上烧热，倒入适量植物油烧至五成热，放入葱末、姜末炒出香味，放入酸菜段再次炒出香味，加入鲜汤，用旺火烧沸，然后下土豆片，转小火慢慢煮熟，加入适量盐调味，出锅装盘即可。

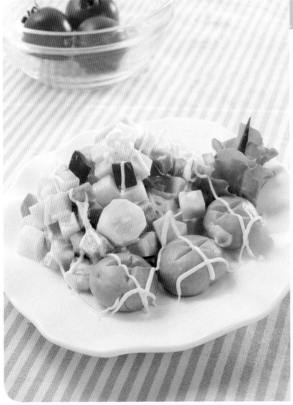

土豆鲜蘑沙拉

原料

土豆500克，胡萝卜100克，洋葱、青菜叶各50克，青柿子椒、红柿子椒、鲜蘑各250克，鲜黄瓜150克

调料

盐、辣椒粉、沙拉酱、醋、生菜油、胡椒粉、鲜蘑原汤各适量

制作方法

1. 土豆、胡萝卜、洋葱洗净，煮熟，切成丁。青柿子椒、红柿子椒去籽，煮熟，切丁。鲜黄瓜去皮、籽，切丁。鲜蘑焯水，切花刀。
2. 鲜蘑与土豆、胡萝卜、洋葱、青柿子椒、红柿子椒、黄瓜拌匀，再加辣椒粉、沙拉酱、醋、胡椒粉、盐、生菜油和鲜蘑原汤一起拌匀，放盘中央，成丘形，摆上青菜叶装饰即可。

桂花土豆丁

原料

土豆300克，鸡蛋3个

调料

葱、盐、鸡粉、香油、植物油各适量

制作方法

1. 土豆洗净，去皮，切成1厘米见方的小丁，放入开水锅焯熟后捞出，用凉水冲凉，撒上适量盐拌匀，控干水分。

2. 鸡蛋加盐打散，成鸡蛋液。葱洗净，切成葱花，备用。

3. 净炒锅置火上烧热，倒入适量植物油烧至五成热，倒入鸡蛋液炒至半熟，加入土豆丁炒出香味，加入葱花、鸡粉翻炒均匀，出锅装盘，淋入香油即可。

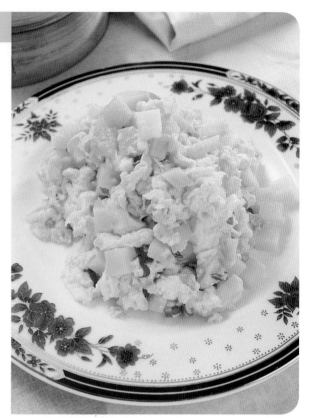

大麦土豆粥

原料

大麦仁100克，土豆300克

调料

葱花、盐、植物油各适量

制作方法

1. 土豆洗干净，削去外皮，切成小方丁。

2. 大麦仁去除杂质，放入清水中淘洗干净，备用。

3. 净锅置火上，倒入适量植物油烧热，放入葱花煸炒出香味，加入适量清水，放入大麦仁用旺火烧沸，再加土豆丁转小火慢慢煮成粥，加入适量盐调味，出锅即可食用。

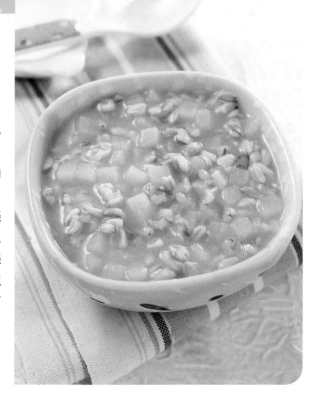

山药

营养功效

山药性甘、味平、无毒。归脾、肺、肾经。具有补脾养胃、生津益肺、补肾涩精的功效。适用于脾虚食少、肾虚遗精、虚热消渴等症。

食用注意

山药不宜生吃，因为生的山药里含有一定的毒素。

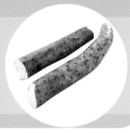

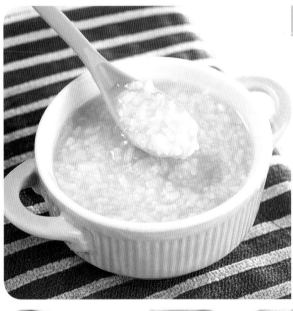

车前山药粥

原料

山药30克，车前子12克，粳米50克

调料

白糖适量

制作方法

① 山药去皮，洗净，切碎，研成细末。

② 车前子择去杂质，装入细纱布袋内，扎紧袋口，制成药包。

③ 将药包与山药粉、粳米一同放入锅中，加入适量清水，小火煮成粥，加入白糖调味，出锅即可。

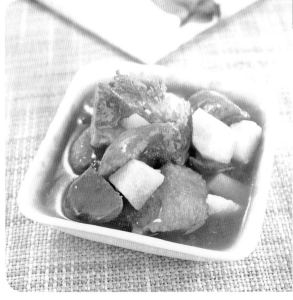

清蒸山药鸭

原料

烤鸭1只（约1000克），山药250克

调料

葱末、姜末、盐、鸡粉、料酒、清汤、八角各适量

制作方法

① 烤鸭切成小块，放入大汤碗内。

② 山药去皮，洗净，切成滚刀块，放入盛鸭块的碗中，加入料酒、葱末、姜末、八角、盐、清汤入笼蒸透，取出，倒入锅中，加鸡粉、盐调味，烧开，出锅即可。

山药饼

原料

山药200克，枣泥100克，面粉200克

调料

蜂蜜、花生油、白糖、盐各适量

制作方法

1. 山药洗净，去皮蒸熟，压成泥，拌上熟面粉揉匀，搓成长条，切成小块，擀成一个个圆皮，每张圆皮上放1份枣泥馅，收口包成小包子，再擀成饼，待用。

2. 锅置火上，倒入花生油，待油至7成热时，逐个下入山药饼，炸成金黄色，倒入漏勺中。

3. 锅内留少许油，重置火上，下入蜂蜜、白糖和60毫升清水，糖化后下入山药饼，旺火收汁，翻匀，出锅即可。

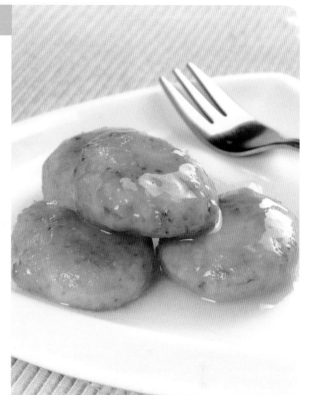

橙汁山药

原料

山药200克，圣女果50克

调料

白糖、蜂蜜、橙汁各适量

制作方法

1. 圣女果洗净，切成方块，铺在盘子底。

2. 山药去皮，切成片状，洗净，焯熟，沥干水分，用橙汁、白糖泡至入味，摆放到圣女果上面。

3. 将圣女果上淋上蜂蜜，即可。

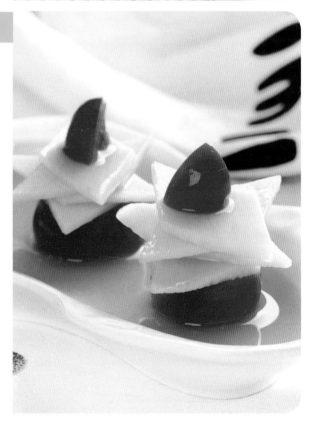

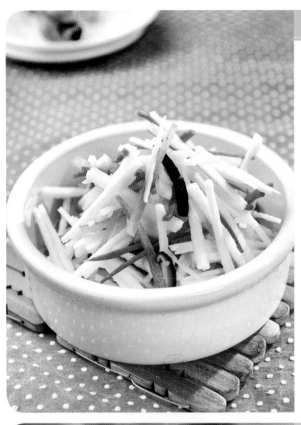

拌山药丝

原料

山药200克，水发香菇、胡萝卜、青椒各50克

调料

盐、香油各适量

制作方法

① 山药去皮，洗干净，切成细丝，焯熟，沥干水分。

② 水发香菇、胡萝卜、青椒分别洗净，切成细丝。

③ 将山药丝、青椒丝、香菇丝、胡萝卜丝放入盐拌匀，淋入香油拌匀，装入盘中即可。

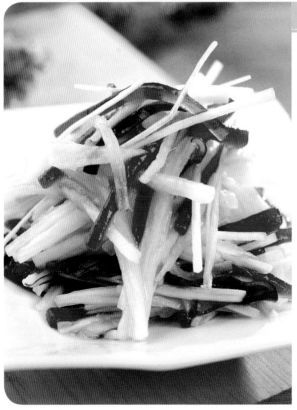

京糕山药丝

原料

山药200克，京糕80克，水发黑木耳30克

调料

姜、葱、盐、白糖、食醋、香油各适量

制作方法

① 山药去皮，洗净，切成细丝，用凉水泡5分钟，下沸水中焯一下，捞起，再放入冷开水中过凉，沥干水分。

② 把水发黑木耳洗净，放入沸水锅中焯熟，捞出，沥干水分，切细丝。京糕切成细丝。

③ 葱、姜分别洗净，切成细丝，和盐、黑木耳丝、京糕丝一起拌入山药丝中，将白糖、食醋、盐、香油调成汁，浇在山药丝上即可。

山药烧鲶鱼

原料

鲶鱼肉400克，山药200克

调料

葱片、姜片、蒜片、香菜、盐、干淀粉、甜面酱、料酒、白糖、胡椒粉、香油、清汤、植物油各适量

制作方法

1 鲶鱼肉洗净，切条，拍上干淀粉。山药去皮，洗净，切粗条。香菜洗净，切段。

2 锅加植物油烧热，将鲶鱼肉条炸至皮硬后捞出。

3 锅入植物油烧热，炒香葱片、姜片、蒜片、甜面酱、料酒，加入清汤，放入鲶鱼条、山药条小火烧至软烂，加盐、白糖、胡椒粉调味，撒香菜段，淋香油即可。

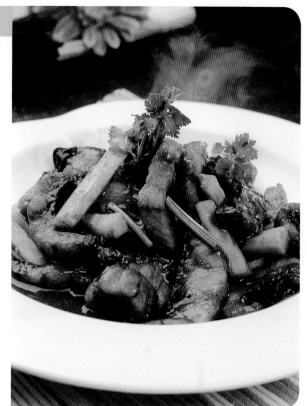

羊肉炖山药

原料

羊肉500克，山药150克

调料

香葱、生姜、葱白段、盐、料酒、胡椒、羊肉汤各适量

制作方法

1 羊肉剔去筋膜，洗净，略划几刀，入沸水锅氽水后捞出。生姜洗净，拍破。香葱洗净，切葱花。

2 山药用温水浸透后切成片，与羊肉一起置于锅中，加入羊肉汤，投入姜、葱白段、胡椒、盐、料酒，用旺火烧沸，去尽浮沫，移小火上炖至熟烂，捞出羊肉晾凉，切成片，装入碗中。葱白段、姜拣去不用，连山药一同倒入碗内，撒香葱花即可。

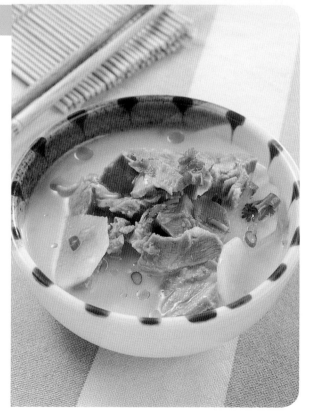

芦笋

营养功效

芦笋含多种维生素和微量元素，对预防膀胱癌、肺癌、肾结石和皮肤癌有一定食疗作用。

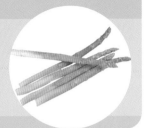

食用注意

体质虚弱、气血不足、营养不良、贫血、肥胖和习惯性便秘者及肝功能不全、肾炎水肿、尿路结石者宜食，但痛风者不宜多食。

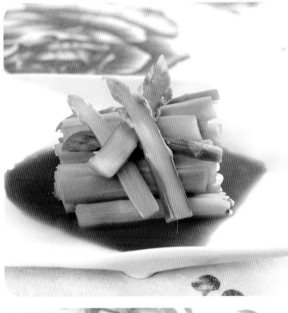

酸辣玉芦笋

原料

芦笋200克

调料

盐、辣椒油、醋各适量

制作方法

① 芦笋洗干净，削去皮，切成厚片，放入沸水锅中汆水，捞出，放入盆中。

② 取一只碗，放入盐、辣椒油、醋调成酸味辣汁，浇在芦笋上拌匀，装盘即可。

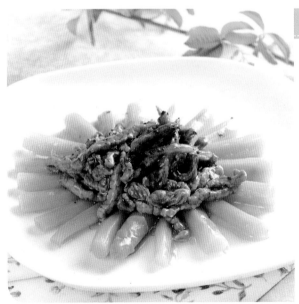

牛肉炒芦笋

原料

牛肉200克，芦笋200克

调料

姜丝、辣椒末、生抽、淀粉、料酒、盐各适量

制作方法

① 牛肉洗净，切丝，加盐、淀粉上浆。锅入油烧热，放入牛肉丝滑熟，捞出沥油。芦笋洗净，去皮，切条，焯水，沥干水分。

② 锅内入油烧热，爆香姜丝、料酒。放入牛肉丝、芦笋条，加生抽、盐翻炒，撒辣椒末即可。

扒鲜芦笋

原料

鲜芦笋500克，猪瘦肉50克

调料

葱末、姜末、盐、香油、鸡汤、水淀粉、料酒、白糖、植物油各适量

制作方法

1. 鲜芦笋去掉老根、皮，洗净，放入沸水中焯烫捞出，控干水。
2. 猪瘦肉处理干净，切成小细丝，备用。
3. 锅入植物油烧至八成热，放入葱末、姜末爆香，烹入料酒，加入鸡汤、白糖、猪瘦肉丝、芦笋，用旺火烧沸，用水淀粉勾芡，加入香油炒匀，出锅即可。

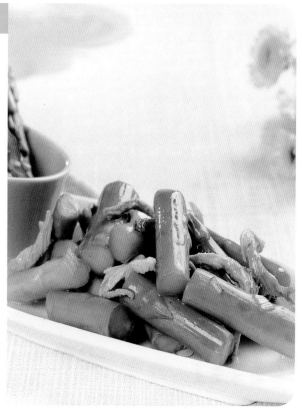

南瓜烩芦笋

原料

南瓜200克，芦笋150克

调料

蒜片、盐、水淀粉、鲜汤、香油、绍酒、植物油各适量

制作方法

1. 南瓜洗净，去皮、瓤，切成长条。芦笋洗净，切段，备用。
2. 锅入清水、盐用旺火烧开，分别放入南瓜条、芦笋条焯透，捞出，冷水过凉，沥干水分。
3. 净锅置火上，加入油烧至五成热，下入蒜片炒香，放入南瓜条、芦笋条略炒，烹入绍酒、鲜汤，加盐炒匀，用水淀粉勾薄芡，淋入香油，出锅装盘即可。

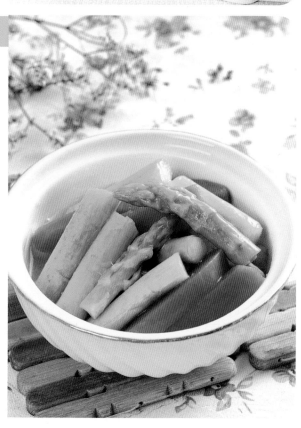

莴笋

营养功效

莴笋味甘、性凉、苦，入肠、胃经；具有利五脏，通经脉，清胃热，清热利尿的功效；适用于小便不利、尿血、乳汁不通等症。

食用注意

痛风、脾胃虚寒、腹泻便溏者不宜食用。一般人也不宜过量或是经常食用莴笋，否则会发生头昏、嗜睡的中毒反应，导致夜盲症或诱发其他眼疾。女子月经期间以及寒性痛经之人，忌食凉拌莴笋。

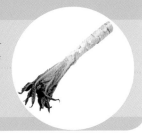

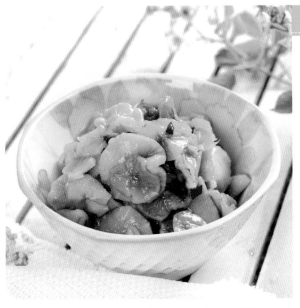

凉拌莴笋干

原料

莴笋干100克，红椒30克

调料

香油、生抽各适量

制作方法

1. 将莴笋干用凉水浸泡半小时，捞出，挤干水分。
2. 红椒洗净，切成碎末。
3. 将莴笋干装入碗中，加入红椒末、生抽、香油拌匀，装入盘中即可。

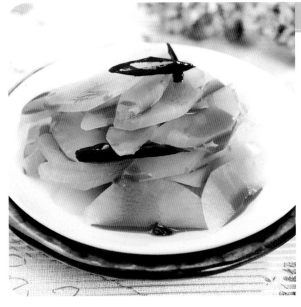

红油拌莴笋

原料

嫩莴笋400克，干辣椒段20克

调料

盐、醋、花生油各适量

制作方法

1. 莴笋去皮，洗净，切成斜片，放碗中加盐腌约5分钟，去掉水分，放入盘中。
2. 锅置火上，放花生油、干辣椒段烧热，炸出香味，浇在莴笋上，加盐、醋拌匀即可。

姜丝拌莴笋

原料

莴笋300克

调料

姜丝、盐、食醋、香油各适量

制作方法

1. 莴笋剥去外皮，洗干净，切成细丝，放入沸水锅中焯一下，捞出，用凉开水冲凉。
2. 取一半姜丝放入莴笋丝中拌匀，放在盘中。
3. 取另一半姜丝，加入适量盐、食醋、香油兑成汁，浇在莴笋丝上即可。

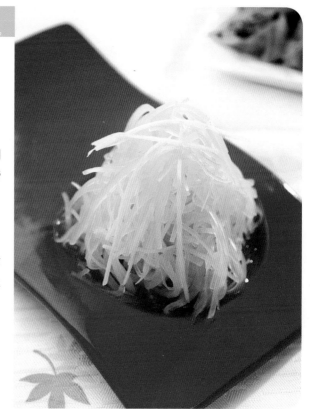

蒜泥莴笋肉

原料

猪肉400克，莴笋150克

调料

大蒜、盐、酱油、醋、香油各适量

制作方法

1. 猪肉处理干净，放入锅中，加入适量清水，用旺火煮熟，晾凉后切成大薄片。
2. 大蒜洗净，捣成泥。莴笋去皮，洗净，切成菱形片，放入沸水锅中焯水，捞出，晾透。
3. 把处理好的猪肉片和莴笋片放在大碗中，加入酱油、醋、香油、盐、蒜泥调味，拌匀，装入盘中，食用即可。

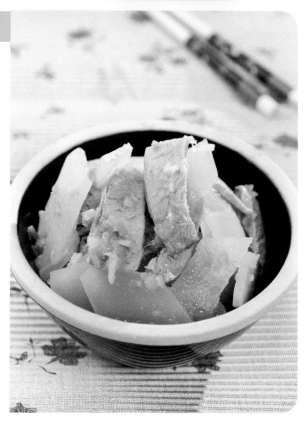

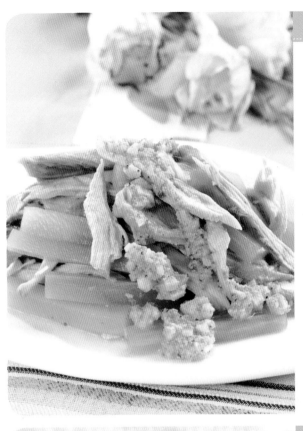

莴笋鸡条

原料

熟鸡肉100克，莴笋肉300克

调料

姜末、蒜泥、芥末粉、熟生油、醋、白糖、盐各适量

制作方法

1. 将熟鸡肉切条。
2. 莴笋肉洗净，切条，用盐腌渍，沥干水分。
3. 将芥末粉用水、醋调匀，加熟生油、白糖制成芥末糊。放入鸡肉条、莴笋条、姜末、蒜泥拌匀即可。

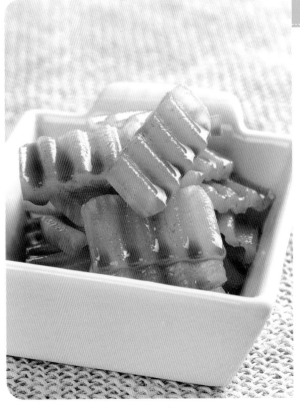

腐乳卤莴笋

原料

莴笋400克

调料

辣豆腐乳汁、香油各适量

制作方法

1. 莴笋去皮，洗净，改刀切波浪片，放入热水中烫一下捞出，过凉水。
2. 将过凉后的莴笋，沥干水分，放入盛器中，加辣豆腐乳汁，淋香油拌匀，装盘即可。

韭菜莴笋丝

原料

莴笋300克，韭菜100克

调料

葱丝、姜丝、食用油、剁椒酱、盐各适量

制作方法

1. 莴笋洗净，去皮切丝。韭菜洗净，切段。

2. 锅中加食用油烧热，放入剁椒酱、葱丝、姜丝、莴笋丝炒香，旺火炒至八成熟。

3. 加盐入味，出锅前撒韭菜段，翻炒片刻，出锅即可。

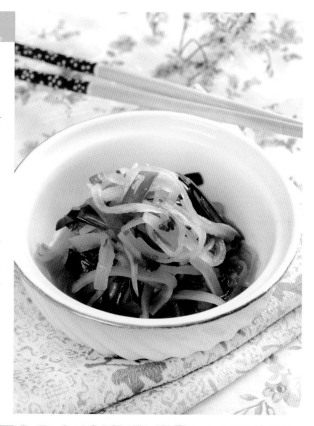

油焖莴笋尖

原料

莴笋尖300克，肉末10克

调料

蒜末、水淀粉、猪油、鲜汤、盐各适量

制作方法

1. 将莴笋的嫩尖部分去掉叶和外皮，洗净，切成细条。

2. 往锅内加水，烧开，加少许盐，放入莴笋条，焯一下，捞出，过凉水，沥干，撒上盐腌2小时，除掉涩水。锅入油烧热，将莴笋条稍过一下油，捞出，装盘备用。

3. 另起油锅，放入蒜末爆香，放入莴笋条、肉末，加入盐、鲜汤，盖上盖，旺火烧开，转中火焖，加少许油，直至笋条熟烂，用水淀粉勾芡即可。

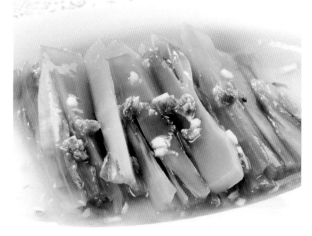

丝瓜

营养功效

丝瓜藤味苦性凉，有通筋活络、祛咳镇痰的作用。丝瓜络味甘，性平，有清热解毒、利尿消肿的作用。适量食用可起到养肾的功效。

食用注意

丝瓜性寒滑，多食易致泄泻；不可生食，可烹食，煎汤服；或者捣汁敷在患处。

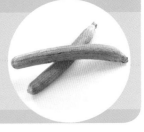

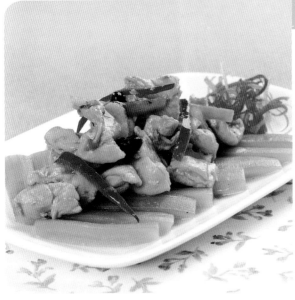

丝瓜皇鸡

原料

鸡肉、丝瓜各300克，辣椒、洋葱各20克

调料

豆豉、植物油、酱油、盐各适量

制作方法

1. 鸡肉洗净，切丁。辣椒、洋葱洗净，切丝。丝瓜去皮，洗净，切段，放入沸水锅中烫熟，摆放盘中。
2. 锅入油烧热，下入辣椒丝炒香，放入鸡肉丁滑炒，加入洋葱丝炒匀，调入盐、酱油、豆豉，炒匀后倒在摆好的丝瓜上即可。

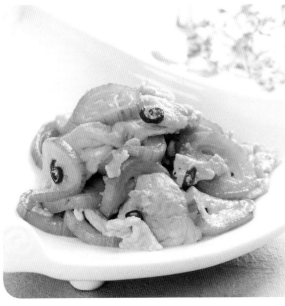

丝瓜炒鸡蛋

原料

丝瓜400克，小辣椒50克，鸡蛋4个

调料

植物油、料酒、盐各适量

制作方法

1. 鸡蛋打散，加入少量盐、料酒，搅拌均匀。丝瓜去皮，洗净，切片。小辣椒洗净，切圈。
2. 锅入油烧热，倒入鸡蛋炒熟盛碗备用。
3. 锅入油烧热，倒入丝瓜炒熟，加入小辣椒和炒熟的鸡蛋同炒，调入盐翻炒均匀即可。

丝瓜双虾水晶粉

原料

虾仁300克，海米、丝瓜各100克，青柿子椒、粉丝各50克

调料

姜末、植物油、白糖、盐各适量

制作方法

1. 丝瓜去皮，洗净，切成粗条。青柿子椒洗净，切条。虾仁洗净。粉丝、海米用温水泡软，备用。

2. 锅入油烧热，下姜末、海米煸炒，放入丝瓜，倒适量清水，加白糖、盐调味，放入粉丝旺火烧开，待粉丝煮熟后和丝瓜一起捞出放在盘中。锅中留原汤，放入柿子椒、虾仁煮熟，和汤一起浇在粉丝上即可。

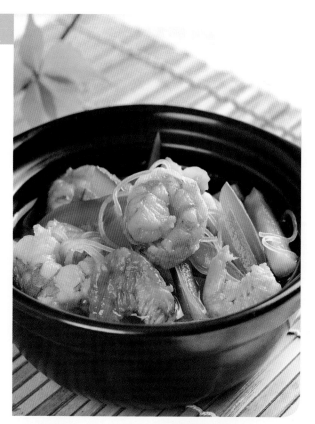

丝瓜炖豆腐

原料

嫩丝瓜200克，豆腐100克

调料

葱末、高汤、水淀粉、植物油、酱油、盐各适量

制作方法

1. 丝瓜刮净外皮，洗净，切成菱形块。

2. 豆腐洗净，切成方块，用沸水烫一下，再用冷水浸凉。

3. 锅入油烧热，下入丝瓜块炒至发软，加入高汤、酱油、盐、葱末烧开，放入豆腐块，用小火炖至豆腐鼓起，转旺火烧一下，出锅即可。

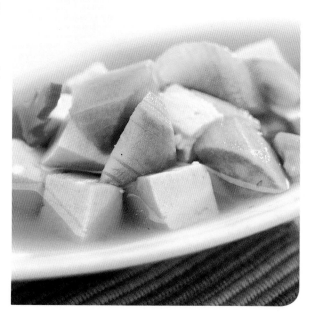

苦瓜

营养功效

清代王孟英的《随息居饮食谱》说："苦瓜清则苦寒……熟则色赤，味甘性平，养血滋肝，润脾补肾。"即提到了苦瓜的补肾作用。

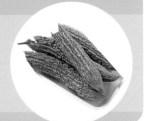

食用注意

苦味食用过量易引起恶心、呕吐等症，且苦瓜含奎宁，会刺激子宫收缩，引起流产，孕妇也要慎食苦瓜。

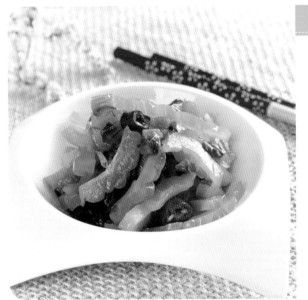

雪菜炒苦瓜

原料

苦瓜300克，雪菜50克，红椒圈20克

调料

葱末、姜末、蒜末、盐、辣椒油、生抽、食用油各适量

制作方法

1. 苦瓜洗净，去瓤，切成条，入沸水锅中烫一下捞出。雪菜洗净，切末。
2. 锅入食用油烧热，放入葱末、姜末、蒜末、红椒圈炒香，放入雪菜末煸炒，放入苦瓜片，用盐、生抽调味，淋辣椒油即可。

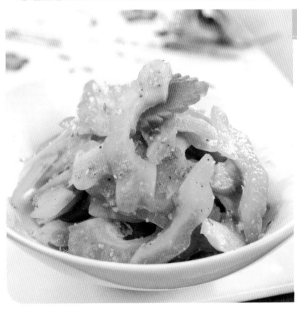

芝麻拌苦瓜

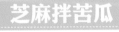

原料

苦瓜300克，胡萝卜10克

调料

盐、芝麻、醋、香油各适量

制作方法

1. 苦瓜、胡萝卜分别洗净，切成薄片，放入盐水中浸泡，捞出沥水。
2. 炒锅烧热，放入芝麻，小火炒香，取出晾凉，碾碎，加少许盐拌匀，即成芝麻盐。
3. 将苦瓜片、胡萝卜片加醋、盐腌片刻，撒上芝麻盐，淋上香油即可。

干煸苦瓜

原料

苦瓜500克，豆芽10克，辣椒糊25克

调料

葱末、姜末、盐、酱油、白糖、花生油、豆豉各适量

制作方法

1. 苦瓜洗净，一剖两半，挖去瓤，斜刀切成片，加入盐腌片刻。豆豉剁碎。

2. 锅放火上烧热，加入苦瓜片煸炒至苦瓜水分渐干，备用。

3. 油锅烧热，下入豆芽煸炒，放入辣椒糊、豆豉末炒出香味并出红油时，再下入葱末、姜末煸炒数下，下入苦瓜片、酱油、盐、白糖，煸炒片刻即可。

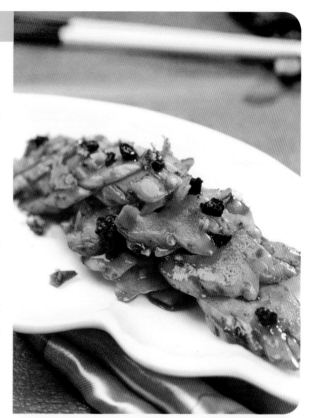

酸辣苦瓜片

原料

苦瓜100克，红辣椒10克

调料

盐、白糖、醋、鸡粉、辣椒油各适量

制作方法

1. 苦瓜洗净，一剖两半，挖去瓤，改斜刀切成薄片，放入沸水锅中焯透，捞出，沥干水分晾凉。

2. 红辣椒洗净，去蒂、籽，切成细丝，放入沸水锅中略焯，捞出，沥干水分，备用。

3. 取一净盘，放入处理好的苦瓜片，加入盐、白糖、醋、鸡粉和辣椒油调拌均匀，撒上红椒丝，起锅即可。

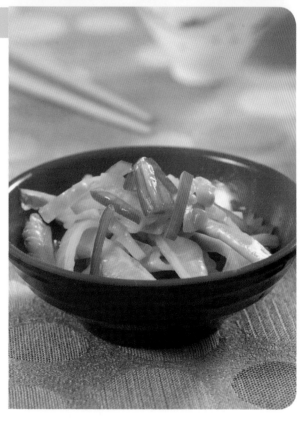

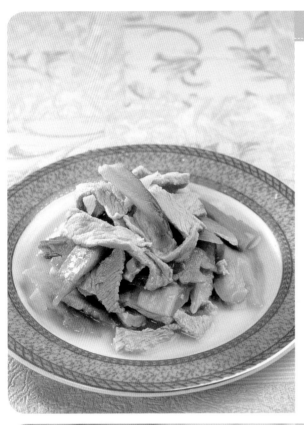

苦瓜肉片

原料

猪肉250克，苦瓜200克

调料

盐、鸡粉、白糖、香油、花生油各适量

制作方法

1. 猪肉处理干净，切成薄片。
2. 苦瓜洗干净，去蒂和籽，切成斜片，备用。
3. 净锅置火上，倒入适量花生油烧至八成热，下入猪肉片炒熟，放入苦瓜片稍炒，加入盐、白糖、鸡粉调味，小火炒至苦瓜片成熟，淋入香油，出锅即可。

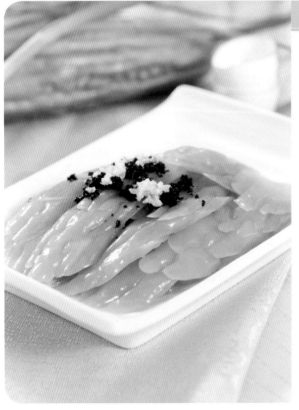

豆豉苦瓜

原料

苦瓜300克，豆豉20克

调料

蒜末、盐、鸡粉、植物油各适量

制作方法

1. 苦瓜洗净，去蒂和籽，切成斜片，放入沸水锅中焯1分钟，捞出，沥干水分，晾凉，装盘。豆豉切成碎末，备用。
2. 净锅置火上，倒入适量植物油，待油温烧至七成热时放入豆豉末和蒜末炒出香味，关火，淋在苦瓜片上，用盐和鸡粉调味即可。

苦瓜豆腐汤

原料

豆腐、苦瓜各100克

调料

盐、黄酒、酱油、香油、鸡粉、水淀粉、植物油各适量

制作方法

1. 苦瓜洗净，去蒂和籽，切成两半，再切成片。豆腐洗净，切成小块。

2. 净锅置火上，倒入适量植物油烧至七成热，放入苦瓜片翻炒几下，倒入开水、豆腐块，加入盐、鸡粉、黄酒、酱油用旺火煮沸，转小火继续煮片刻，用水淀粉勾薄芡，淋上香油，出锅即可。

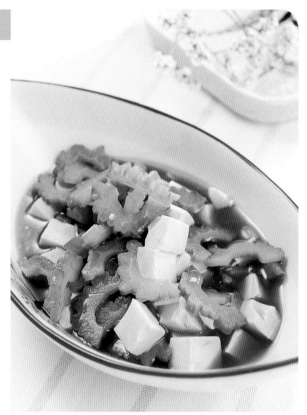

苦瓜咸菜焖排骨

原料

排骨300克，咸酸菜、苦瓜各100克

调料

盐、鱼露、植物油各适量

制作方法

1. 排骨洗净，剁成块，放入沸水锅中汆烫片刻，捞出，用冷水洗净血污，沥干水分，备用。咸酸菜洗干净，切成丝。苦瓜去核，洗净，切成小段。

2. 锅入植物油烧热，放入苦瓜段炒香，加入咸酸菜丝、排骨块略炒，再清水炖5分钟，转中火焖至水位到原料1/3位置，最后加入鱼露调味，出锅即可。

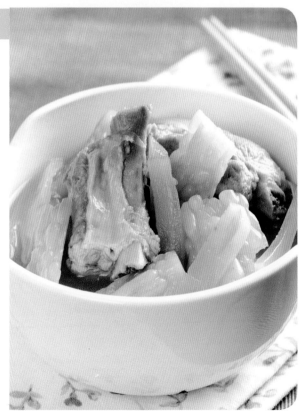

南瓜

营养功效

中医认为，南瓜能补中益气，适用于脾胃虚弱、营养不良等症。现代研究发现，经常吃南瓜可以使肝、肾功能得到较好恢复。

食用注意

南瓜性温，素体胃热盛者少食；南瓜性偏壅滞，气滞中满者，慎食。南瓜属发物，服用中药期间不宜食用。南瓜中含有较多的糖分，不宜多食，以免腹胀。

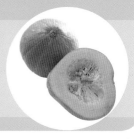

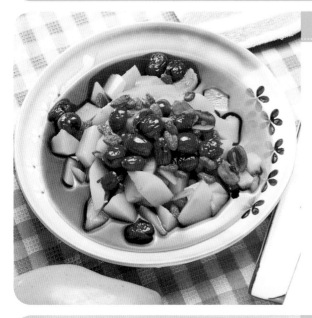

煮南瓜

原料

南瓜500克，红枣、枸杞各适量

调料

红糖适量

制作方法

1. 鲜南瓜去皮、瓤，清洗干净，切成小滚刀块。
2. 枸杞洗净，放入清水中浸泡片刻至泡发，备用。
3. 红枣洗净，去核，与鲜南瓜块、红糖及枸杞一起放入锅中，用旺火煮至熟烂，即可食用。

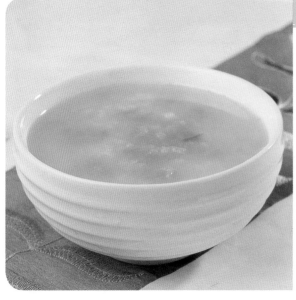

南瓜粳米粥

原料

粳米200克，南瓜100克

调料

盐适量

制作方法

1. 粳米淘洗干净，清水浸泡1小时。
2. 南瓜去皮、瓤，清洗干净，切成小方块。
3. 净锅置火上，加入适量清水，下入粳米、南瓜，旺火烧沸，再转小火炖煮成粥，加入盐调味即可。

南瓜排骨汤

原料

南瓜200克，排骨100克

调料

葱花、盐、花椒粉、鸡粉、白醋、植物油各适量

制作方法

1. 南瓜去皮、瓤，洗净，切块。排骨洗净，剁成5厘米左右的段，放入沸水锅中氽透，捞出。

2. 另取锅入植物油烧热，放入排骨段、葱花和花椒粉略炒，倒入清水，煮至排骨熟烂后放入南瓜块煮熟，用盐和鸡粉调味，淋少许白醋即可。

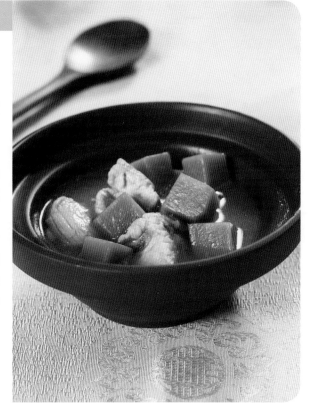

绿豆南瓜汤

原料

老南瓜300克，绿豆150克

调料

盐适量

制作方法

1. 绿豆用清水淘净泥沙，沥干水分，加少许盐腌约3分钟，捞出，用清水漂净。

2. 南瓜削去表皮，挖去瓜瓤，用清水冲洗干净，切成方块。

3. 锅置火上，注入清水烧沸，放入绿豆，用旺火烧开后煮约2分钟，淋入少许凉水，再沸后放入南瓜块，盖上锅盖，用小火煮约30分钟，至绿豆开花时加盐，起锅盛入汤盆中即可。

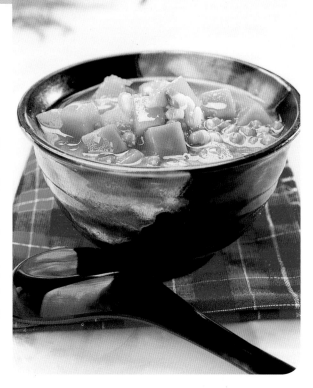

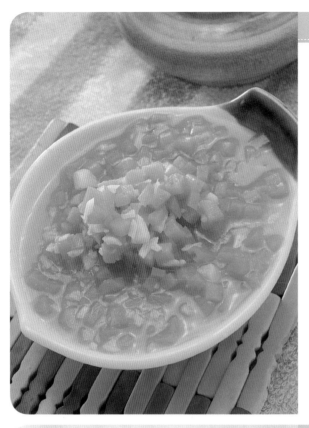

南瓜蒜蓉汤

【原料】

南瓜300克，大蒜80克

【调料】

盐、水淀粉、植物油各适量

【制作方法】

1. 南瓜去皮、瓤，放入清水中洗干净，切成小粒。

2. 大蒜剥去外衣，洗干净，捣碎，制成蒜蓉。

3. 净锅置火上，倒入适量植物油烧热，放入南瓜粒、蒜蓉略炒，加入适量清水，用旺火煲至南瓜熟透，以少许水淀粉勾芡，放入适量盐调味，出锅即可。

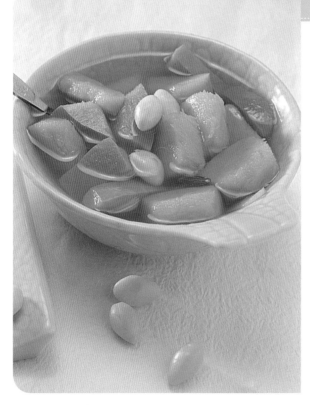

银杏南瓜汤

【原料】

南瓜300克，银杏50克，枸杞20克，淡奶30毫升

【调料】

盐、高汤各适量

【制作方法】

1. 南瓜去瓤，洗净，带皮切成大块。

2. 枸杞、银杏分别洗净，枸杞放入清水中浸泡片刻，待用。

3. 汤锅置火上，倒入适量高汤，加淡奶搅匀，用旺火烧开，放入切好的南瓜块、银杏，加入盐调味，再次用旺火煮开，转小火煮40分钟，放入枸杞稍煮片刻，出锅即可。

红枣山药炖南瓜

原料

鲜山药80克，南瓜300克，红枣100克

调料

红糖适量

制作方法

① 鲜山药、南瓜分别用水洗净。鲜山药削去皮，切成块。南瓜去皮、瓤，也切成相同大小的块。红枣洗净，划开去除枣核。

② 将山药块、南瓜块及红枣放入炖盅内，加入红糖和适量清水，放在火上烧开，盖好锅盖，改用小火炖1小时左右至山药、南瓜熟烂，出锅即可。

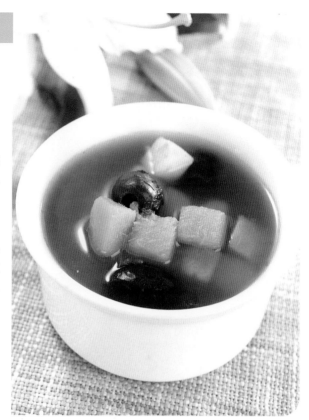

南瓜粉蒸肉

原料

带皮五花肉300克，南瓜200克

调料

葱花、姜末、盐、糯米粉、粘米粉、辣椒末、淀粉、酱油、料酒各适量

制作方法

① 带皮五花肉洗净，切片，放入碗中，放入姜末、酱油、料酒、盐腌渍片刻。

② 将糯米粉、粘米粉、五香粉，按照1:1:0.5的比例混合，再倒一点点淀粉，放入锅内用小火炒香。

③ 把腌好的肉放入锅内翻炒，使其全部粘上米粉拌匀，切南瓜垫底，把肉放在蒸笼里蒸制40分钟出锅，装盘撒葱花即可。

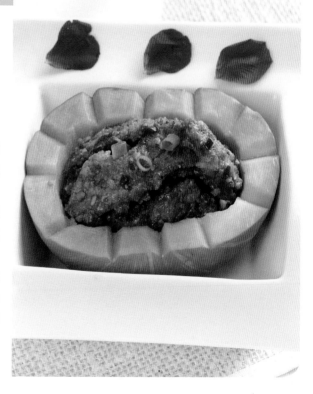

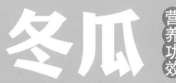

冬瓜

营养功效

冬瓜是一种药食两用瓜类蔬菜。《神农本草经》记载，冬瓜性微寒，味甘、淡、无毒。对治疗肺热咳嗽、泻痢、痔疮、哮喘、糖尿病、肾炎浮肿有一定辅助作用。

 食用注意

冬瓜性寒，脾胃气虚、腹泻便溏、胃寒疼痛者忌食。女子月经来潮期间和寒性痛经者忌食生冬瓜。

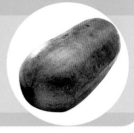

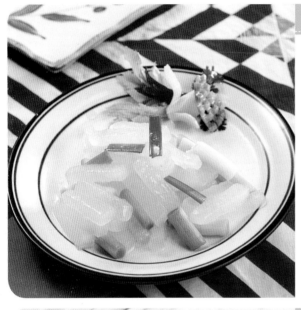

冬瓜炒蒜苗

原料

冬瓜300克，蒜苗100克

调料

盐、鸡粉、水淀粉、植物油各适量

制作方法

1. 蒜苗洗净，切成长段。冬瓜去皮、瓤，洗净，切成条状。
2. 锅入植物油烧热，加入蒜苗略炒，再放入冬瓜条，待炒熟后加盐调味，用水淀粉勾芡，最后加入鸡粉炒匀，起锅装盘即可。

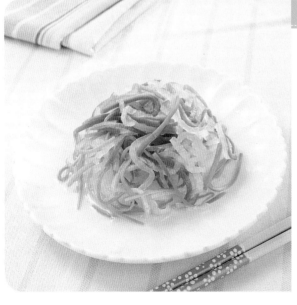

三色冬瓜丝

原料

冬瓜250克，胡萝卜150克，青尖椒50克

调料

盐、鸡粉、水淀粉、植物油各适量

制作方法

1. 冬瓜去皮，洗净，切成细丝。胡萝卜、青尖椒分别洗净，切成丝，用温油稍炸，捞起，再用沸水焯一下，捞出沥水。
2. 锅内放油烧热，下冬瓜丝、胡萝卜丝和青尖椒丝翻炒，加盐、鸡粉调味，用水淀粉勾芡即可。

罗汉冬瓜

原料

冬瓜350克，莲子、百合、洋薏米、冬菇、面筋各20克，珍珠笋粒、豆腐粒各1汤匙

调料

姜片、盐、素上汤、花生油各适量

制作方法

① 冬瓜去皮，洗净，切成粒。莲子、百合、洋薏米分别洗净，浸软，隔水蒸熟。冬菇浸软，洗净，切粒。面筋洗净，切粒。

② 锅入花生油烧热，放入姜片炒出香味，加入素上汤用旺火煮沸，放入全部原料，再次用旺火煮10分钟，加入适量盐调味，出锅装盘即可。

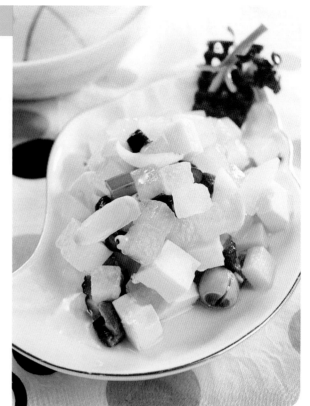

虾仁烩冬瓜

原料

虾100克，冬瓜300克

调料

盐、香油各适量

制作方法

① 将虾去壳，剔除虾线，洗净，沥干水分，放入碗内。

② 冬瓜洗净，去皮、瓤，切成小骨牌块。

③ 净锅置火上，倒入适量冷水，放入处理好的虾仁，用旺火煮至酥烂，加入切好的冬瓜块同煮，转小火煮至冬瓜块熟烂，加入适量盐调味，盛入汤碗，淋上香油即可食用。

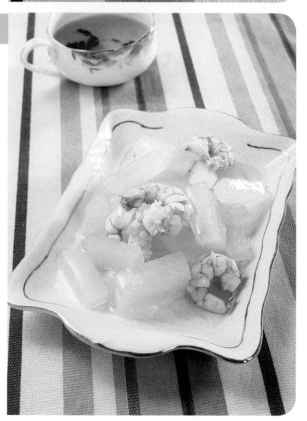

木瓜

营养功效

木瓜中含有多种营养成分，其营养价值较高，除有补脾健胃的作用外，还有补肾壮腰的作用，对肾虚腰痛者有一定的帮助。

食用注意

治病多采用宣木瓜，也就是北方木瓜，又名皱皮木瓜，不宜鲜食。而食用木瓜是产于南方的番木瓜，可以生吃，也可作为蔬菜和肉类一起炖煮。

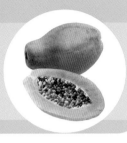

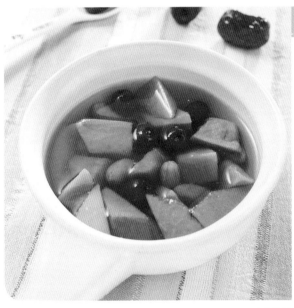

木瓜花生红枣汤

原料

木瓜750克，花生150克，红枣5枚

调料

片糖适量

制作方法

1. 木瓜去皮、籽，切块。花生、大枣分别洗净。

2. 将木瓜、花生、大枣和适量清水放入煲内，放入片糖，待水滚后改用小火煲2小时即可饮用。

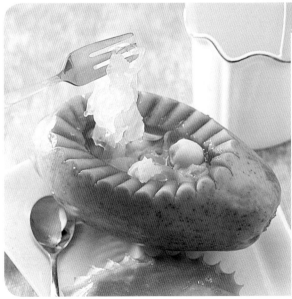

银耳木瓜盅

原料

木瓜1个，银耳1小朵，莲子5颗

调料

冰糖适量

制作方法

1. 木瓜洗净，按1:2的比例纵剖成两块，去籽，制成木瓜盅。

2. 银耳泡发，去蒂，洗净。莲子泡发，去芯。

3. 将银耳、莲子放入木瓜盅内，加入冰糖，倒入适量清水，置于蒸锅中，隔水蒸熟即可。

木瓜炒牛肉

原料

木瓜1个，牛肉600克

调料

酱油、料酒、食用油各适量

制作方法

1. 将牛肉洗净，汆熟，切小块，加入酱油、料酒腌半小时。木瓜洗净，去皮、籽，切丁。

2. 净锅置火上烧热，倒入食用油烧至六成热，放入腌好的牛肉块，用旺火快速翻炒，捞出，沥油。木瓜丁入锅快炒几下，盛入盘中，再将牛肉块铺在木瓜上即可。

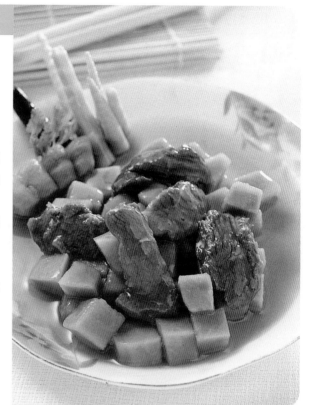

木瓜煲猪尾

原料

木瓜1个，猪尾500克，花生100克

调料

姜片、盐、鸡粉、胡椒粉各适量

制作方法

1. 花生洗净，用清水浸泡半小时，使其充分涨发。木瓜洗净去皮，去籽，冲洗干净，切厚块。

2. 猪尾刮去细毛，洗净，斩段，放入沸水锅中汆5分钟，捞起沥干水分。

3. 往汤煲内加入清水，下入木瓜、猪尾、花生、姜片，大火烧开，转小火煲1小时，加盐、鸡粉、胡椒粉调味即可。

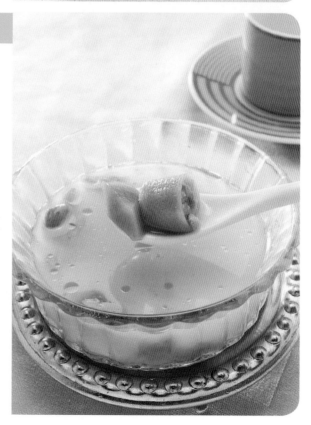

西瓜

营养功效

西瓜中含有碳水化合物、盐、酸等物质，有利尿、降血压的功效，对治疗肾炎有一定辅助作用。西瓜中的酶能把不溶性蛋白质转化为可溶性蛋白质，可为肾炎患者提供全面营养。

食用注意

西瓜是生冷之品，吃多了易伤脾胃，所以脾胃虚寒、消化不良、大便滑泄者少食为宜，多食则会引起腹胀、腹泻、食欲下降，还会积寒助湿，诱发疾病。

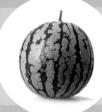

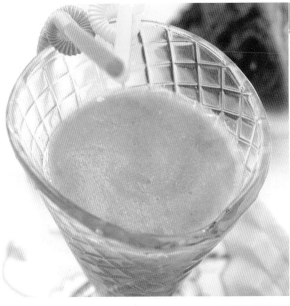

西瓜菠萝奶汁

原料

哈密瓜小半块，西瓜2块

调料

牛奶适量

制作方法

1. 哈密瓜洗净，去皮、瓤，切成小块。
2. 西瓜洗净，去皮、籽，切块。
3. 将切好的哈密瓜块、西瓜块一起倒入榨汁机中，倒入清水，榨成鲜果汁，过滤、去渣，倒入玻璃杯中，放入牛奶搅拌均匀，放入冰箱中冰镇15分钟左右，取出，饮用即可。

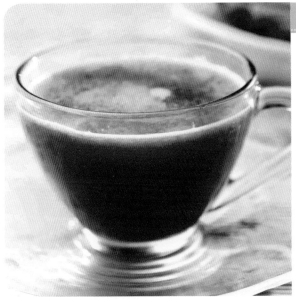

西瓜汁

原料

西瓜1000克

调料

白糖适量

制作方法

1. 将西瓜放入清水中洗干净，切去外皮，去籽，切小块。
2. 将切好的西瓜块倒入全自动榨汁机中，搅打10~15秒，榨成鲜果汁，用过滤网过滤、去渣，倒入玻璃杯中，放入白糖搅拌均匀，饮用即可。

水果部落

【原料】

火龙果60克，西瓜100克，芒果80克

【调料】

酸奶适量

【制作方法】

① 火龙果洗净，去皮，切成小方丁，备用。西瓜放入清水中洗干净，切开，取西瓜肉，切成与火龙果一样的小方丁。芒果洗净，去皮、核，切成小方丁。

② 将处理好的西瓜丁、火龙果丁、芒果丁放入容器内，淋上适量酸奶，食用时拌匀即可。

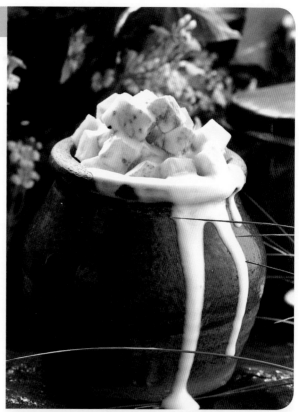

鲜果西米露

【原料】

西瓜80克，哈密瓜、猕猴桃各50克，西米100克

【调料】

牛奶适量

【制作方法】

① 哈密瓜洗干净，去皮、瓤，切成小块。猕猴桃去皮，切成小块。

② 西瓜放入清水中洗干净，切去外皮，去籽，切小块。西米洗净。

③ 净锅置火上烧热，倒入牛奶、清水，放入西米旺火烧开，转小火慢煮5分钟，盛出，晾凉，放入处理好的哈密瓜块、猕猴桃块、西瓜块拌匀，食用即可。

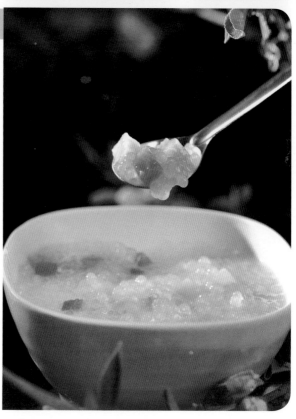

桂圆

营养功效

桂圆含有多种营养物质，有补肾安神、健脑益智的功效，对失眠、心悸有较好的滋补作用，多用于辅助治疗肝肾亏虚所致的血虚失眠、心慌等症。

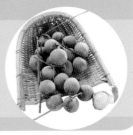

食用注意

脾胃有痰火及痰饮内停、消化不良、恶心呕吐者忌食。孕妇，尤其妊娠早期，则不宜服用桂圆，以防胎动及早产等。

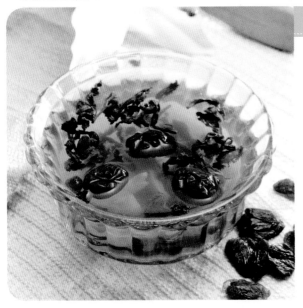

金丝桂圆茶

原料

金丝小枣4枚，桂圆肉5克，枸杞3克

调料

乌龙茶适量

制作方法

① 将金丝小枣、桂圆肉、枸杞分别清洗干净。

② 将洗净的金丝小枣、桂圆肉、枸杞放入杯子中，倒入乌龙茶，用沸水冲泡15分钟，饮用即可。

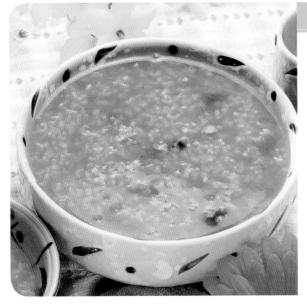

桂圆莲子粥

原料

莲子30克，桂圆、糯米各50克，红枣20枚

调料

蜂蜜适量

制作方法

① 桂圆去壳、取肉。红枣洗净。莲子洗净，去芯。

② 将莲子、桂圆肉、红枣、糯米一同放入锅中，加入适量清水，旺火烧开，转小火慢慢煮成粥，加入适量蜂蜜调味，即可食用。

赤肉煲干鲍鱼

原料

发好鲍鱼10只，夏枯草50克，猪瘦肉250克，桂圆肉30克，香菜叶10克

调料

葱段、姜片、盐、花雕酒、鲜汤各适量

制作方法

1. 猪瘦肉处理干净，切成块，放入开水中汆烫，用清水洗净血污。
2. 香菜叶洗净。鲍鱼洗净。
3. 将发好鲍鱼、猪肉块一起放入砂锅中，加葱段、姜片、桂圆肉、夏枯草、花雕酒、鲜汤用旺火烧开，改用中火，继续煲1.5小时左右，加入少许盐调味，出锅撒上香菜叶即可。

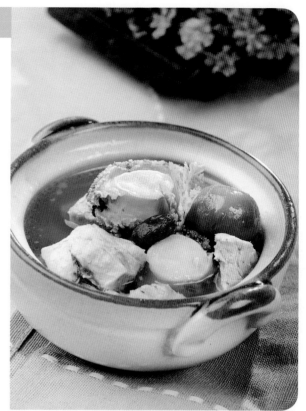

人参桂圆炖猪心

原料

猪心1个，鲜人参1个，桂圆50克

调料

姜片、盐、鸡汤、鸡粉各适量

制作方法

1. 将猪心剖开，除去白膜及油脂，切成块，用清水冲去血污。
2. 鲜人参稍用水浸泡去异味。桂圆剥去外皮，洗净。
3. 将处理好的猪心、鲜人参、桂圆及姜片放入炖盅内，加入鸡汤，放在火上烧开，撇去表面浮沫，盖好盖，用小火炖2小时左右，加入盐、鸡粉即可。

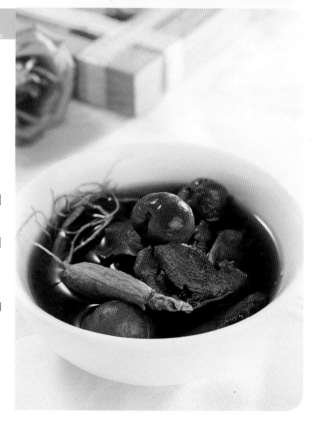

猕猴桃

营养功效

猕猴桃果实味甘，性寒。根、根皮味苦、涩，性寒。适量食用可稳定情绪、降胆固醇、帮助消化、预防便秘，还有止渴利尿和保护心脏的作用。对补养肾脏有一定食疗功效。

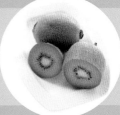

食用注意

猕猴桃与牛奶同食不但会影响消化吸收，还会使人出现腹胀、腹泻。猕猴桃性寒，不宜多食，脾胃虚寒者应慎食，腹泻者不宜食用，先兆性流产、月经过多和尿频者忌食。

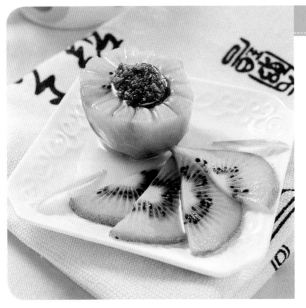

蜜汁猕猴桃

原料

猕猴桃2个，蜜枣50克

调料

蜂蜜、花生油各适量

制作方法

① 猕猴桃去皮，从中间挖一孔。将蜜枣去核，制成泥，填入猕猴桃内。

② 炒锅入油烧热，放入猕猴桃略炸，捞出沥油，装盘。将蜂蜜均匀淋在猕猴桃上即可食用。

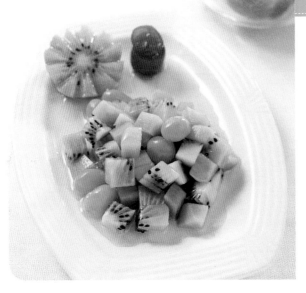

银杏冰糖猕猴桃

原料

银杏仁20克，猕猴桃2个

调料

白糖适量

制作方法

① 银杏仁洗净。猕猴桃洗净，去皮，切成方丁。

② 将银杏仁、猕猴桃丁放入盘内，加入白糖，上笼蒸15分钟即可。

猕猴桃乳酸果汁

原料

猕猴桃2个，乳酸60毫升

调料

猕猴桃浓缩汁、蜂蜜、冰水、碎冰各适量

制作方法

1. 猕猴桃放入清水中洗净，去皮，切小块。
2. 将处理好的猕猴桃块、乳酸、猕猴桃浓缩汁、冰水、碎冰一起放入果汁机中，搅拌30秒左右，用过滤网过滤去渣，倒入杯中，加入适量蜂蜜调味，搅拌均匀，加以装饰即可。

保健功效

此果汁具有开胃消暑、镇静除烦、增加营养等功效。

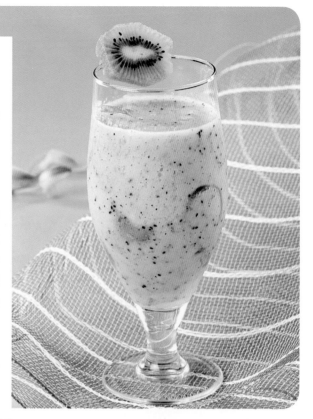

猕猴桃粥

原料

猕猴桃200克，西米100克

调料

白糖适量

制作方法

1. 西米洗净，泡软，沥干水分，待用。
2. 将猕猴桃去皮，切成小丁。
3. 将西米、猕猴桃肉丁和白糖放进清水锅内，用大火烧开后转小火熬煮，待粥成即可食用。

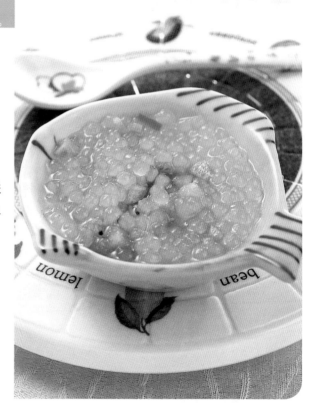

葡萄

营养功效 葡萄是一种滋补品，具有滋补肝肾、养血益气、健脑安神的功效。脾虚、肾虚等身体虚弱、营养不良者，多吃葡萄或葡萄干有助于提高身体免疫力。

 食用注意 一般人群均可食用。糖尿病患者慎食。葡萄不宜长时间存放，购买后应尽快吃完。

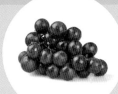

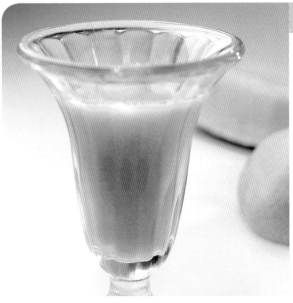

葡萄梨奶汁

原料

梨1个，哈密瓜1/4个，葡萄干20克

调料

炼乳、鲜奶各适量

制作方法

1. 梨洗净，去皮、核，切成小块。哈密瓜洗净，去皮、籽，切成小块。葡萄干洗净。

2. 将切好的梨块、哈密瓜块同葡萄干、鲜奶、炼乳一同倒入果汁机内榨成鲜果汁，用过滤网过滤、去渣，饮用即可。

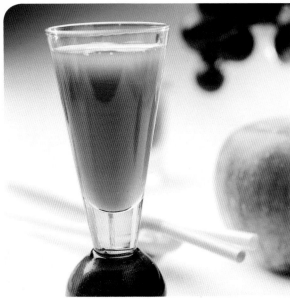

苹果葡萄汁

原料

苹果2个，葡萄200克，柠檬1个

调料

蜂蜜适量

制作方法

1. 苹果洗净，去皮，切成小块。葡萄洗净，去皮、籽。柠檬洗净，去皮，切成块。

2. 将苹果块、葡萄、柠檬块一同放入果汁机中，搅打10~15秒，榨成鲜果汁，用过滤网过滤、去渣，加入蜂蜜搅匀，饮用即可。

桑葚

营养功效

《随息居饮食谱》中记载，桑葚有滋肝肾、充血液、祛风湿、健步履、息虚风、清虚火的功效。

食用注意

少年、儿童不宜多吃桑葚。因为桑葚内含有较多的鞣酸，会影响人体对铁、钙、锌等物质的吸收。

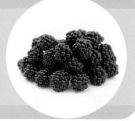

桑葚酸奶

原料

纯牛奶500毫升，原味酸奶50克，鲜桑葚50克

调料

蜂蜜适量

制作方法

1. 将纯牛奶和原味酸奶倒入消毒的酸奶机容器中搅匀，盖上盖子，接通电源，保温发酵成酸牛奶。
2. 鲜桑葚洗净，用羹匙压碎，加蜂蜜拌匀，加入酸奶搅拌均匀即可。

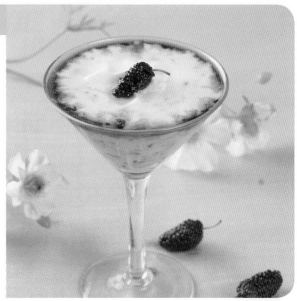

枸杞桑葚粥

原料

桑葚45克，枸杞45克，糯米150克

调料

白糖适量

制作方法

1. 糯米淘洗干净，放入清水中浸泡1小时。
2. 枸杞、桑葚分别洗净。
3. 往锅中加入适量清水，倒入洗净的糯米、桑葚和枸杞，旺火煮沸后改小火熬煮成粥，加入适量白糖调味，出锅即可。

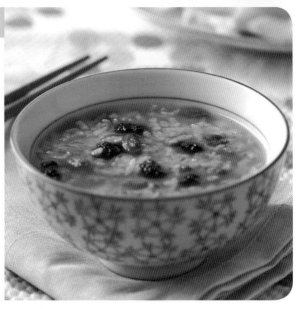

乌梅

营养功效

玉泉丸在《沈氏尊生书》中提到乌梅"益气养阴，生津止渴，主治虚热烦咳，多尿等症。"所以现代人将其列为补肾佳品。

食用注意

感冒发热、咳嗽多痰、胸膈痞闷者忌食。菌痢、肠炎初期忌食。女子月经期以及孕妇产前产后忌食之。

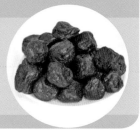

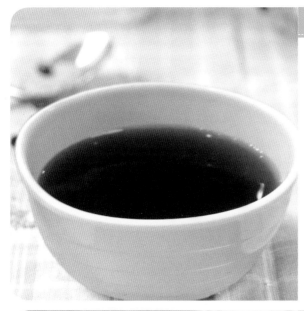

山楂乌梅汤

原料

乌梅8颗，山楂15克

调料

冰糖适量

制作方法

① 乌梅、山楂分别洗净，沥水备用。

② 往砂锅中加适量开水，放入乌梅、山楂，浸泡1~2小时。

③ 大火煮沸，改小火煮40分钟，加适量冰糖调味，用滤网滤去乌梅、山楂，饮用汤汁即可。

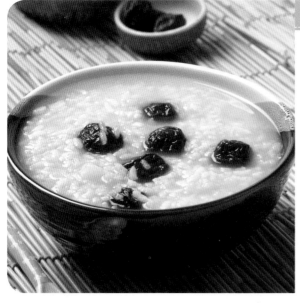

乌梅粥

原料

粳米100克，乌梅30克

调料

冰糖适量

制作方法

① 乌梅洗净，去核。

② 粳米淘洗干净，用冷水浸泡30分钟，捞出，沥干水分。

③ 往锅中加入适量冷水，放入乌梅，煮沸约15分钟，去渣留汁。将粳米放入乌梅汁中，用旺火烧沸，改小火熬煮成粥，加入冰糖拌匀即可。

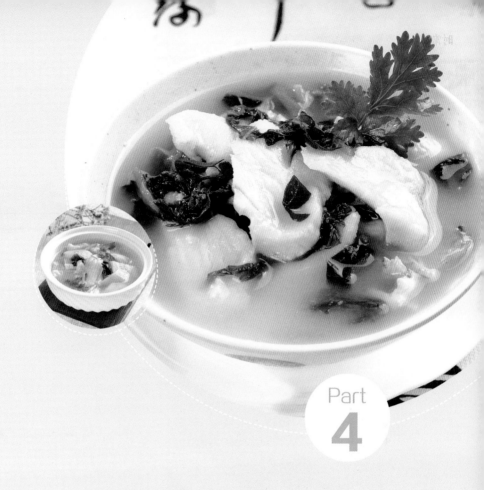

水产类

水产品是指所有可食用的水中生物，
主要包括鱼、虾、蟹、贝类、海参、海蜇和海带等各种水产动植物。
水产品味道非常鲜美，营养全面，是深受人们欢迎的饮食佳品。
除了味道美外，水产品还有一定的药理作用，
因此，合理食用水产品，有养生保健、防病治病的作用。

鲤鱼

营养功效

鲤鱼具有健胃补肾、催乳利水的功效。此外，还具有乌发、悦颜、明目的作用，其所含的不饱和脂肪酸还有促进大脑发育的作用。

食用注意

鲤鱼忌与绿豆、芋头、猪肝、鸡肉和狗肉同食，也忌与中药中的朱砂同服；鲤鱼与咸菜相克：可引起消化道癌肿。

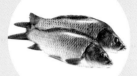

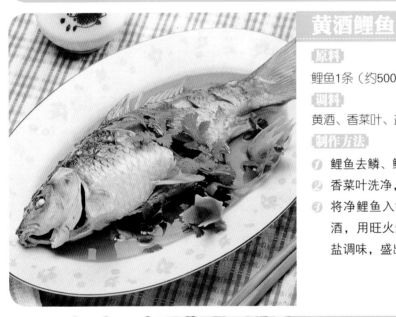

黄酒鲤鱼

原料

鲤鱼1条（约500克）

调料

黄酒、香菜叶、盐各适量

制作方法

1. 鲤鱼去鳞、鳃及内脏，洗净。
2. 香菜叶洗净，备用。
3. 将净鲤鱼入锅，加入适量清水、黄酒，用旺火烧开，转小火煮熟，加盐调味，盛出，撒香菜叶，即可。

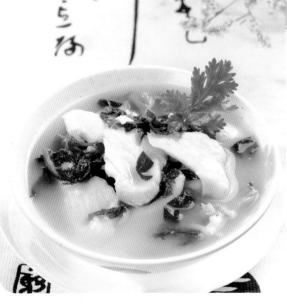

酸菜鱼

原料

鲤鱼肉500克，四川酸菜200克

调料

香菜段、红泡椒、蛋清、姜片、蒜片、野山椒、胡椒粉、水淀粉、盐各适量

制作方法

1. 四川酸菜切片。鲤鱼肉切片，加盐、胡椒粉、蛋清、水淀粉抓匀。
2. 锅入油烧热，下入野山椒、红泡椒、姜片爆香，放入四川酸菜，倒入清水，加盐、胡椒粉烧开，下入鱼片煮熟，撒蒜片、香菜段即可。

补肾鲤鱼粥

原料

鲤鱼1条（约500克），苎麻根30克，糯米100克

调料

盐适量

制作方法

1. 鲤鱼去鳞、内脏，洗净，取鱼肉。糯米淘洗干净。

2. 将苎麻根洗净，加1500毫升水，煎煮，取汁1000毫升，下入糯米、鱼肉旺火烧开，转小火慢慢煮成粥，加入盐调味，出锅即可。

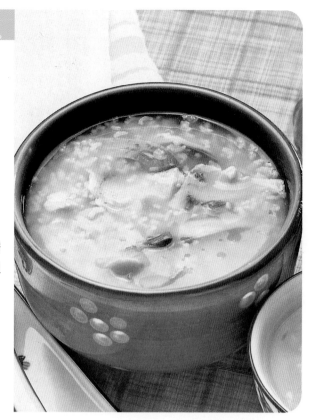

鲤鱼炖冬瓜

原料

鲤鱼1条，冬瓜200克，香菜末25克

调料

葱段、姜片、胡椒粉、高汤、食用油、绍酒、盐各适量

制作方法

1. 鲤鱼处理干净，剞花刀，入油锅煎至两面金黄。冬瓜去皮、瓤，洗净，切片。

2. 锅内留余油，下葱段、姜片炝锅，烹绍酒，放入煎好的鲤鱼，倒入高汤、冬瓜片，加盐，文火炖至入味，拣出葱段、姜片，加入胡椒粉、香菜末，出锅装入汤碗中即可。

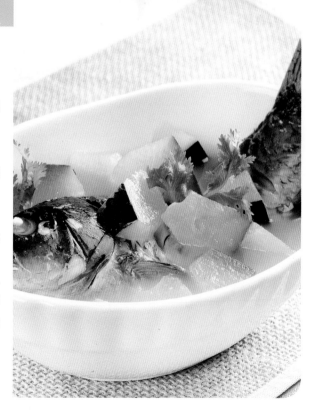

鲫鱼

营养功效

鲫鱼含有大量的蛋白质，是肝肾疾病、心脑血管疾病患者的良好蛋白质来源，常食可增强抗病能力。

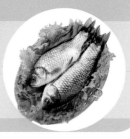

食用注意

鲫鱼不宜与大蒜、砂糖、芥菜、沙参、蜂蜜、猪肝、鸡肉、野鸡肉、鹿肉以及中药麦冬、厚朴一同食用。吃鱼前后忌喝茶。

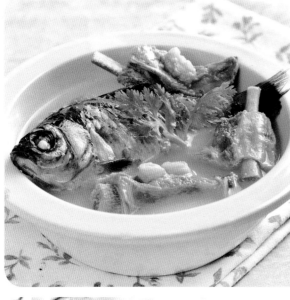

羊排炖鲫鱼

原料

羊排100克，鲫鱼200克

调料

香菜段、清汤、胡椒粉、葱段、姜末、花生油、盐各适量

制作方法

1. 鲫鱼处理干净。羊排洗净，斩成块。
2. 锅置火上，加入适量花生油烧至六成热，爆香葱、姜，放鱼煎一下，加入清汤、羊排块。
3. 开锅后慢火炖熟，加盐调味，撒胡椒粉、香菜段，出锅即可。

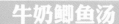

牛奶鲫鱼汤

原料

鲫鱼450克，牛奶500毫升，白萝卜、胡萝卜各120克

调料

姜片、葱段、枸杞、胡椒粉、盐各适量

制作方法

1. 鲫鱼去鳞、内脏、鳃，洗净。白萝卜、胡萝卜分别洗净，切条。
2. 油锅烧热，将鲫鱼煎半熟，加入水、姜片、葱段、枸杞、胡椒粉煮开转文火炖，加入胡萝卜条、白萝卜条炖20分钟，加入牛奶、盐调味即可。

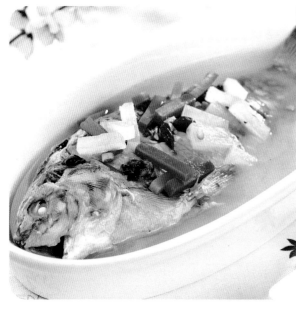

番茄柠檬炖鲫鱼

【原料】

鲫鱼300克，青菜、番茄、柠檬片各100克

【调料】

盐、胡椒粉、料酒、植物油各适量

【制作方法】

1. 鲫鱼去鳃、鳞、内脏，洗净，加入盐、柠檬片腌渍片刻，切成鱼段。番茄洗净，切成块备用。青菜洗净，备用。

2. 锅入植物油烧热，下入处理好的鲫鱼煎至两面上色，再加入热水烧开，撇去浮沫，放入番茄、柠檬片、青菜，用旺火烧5~8分钟，加入盐、料酒、胡椒粉调味，出锅即可。

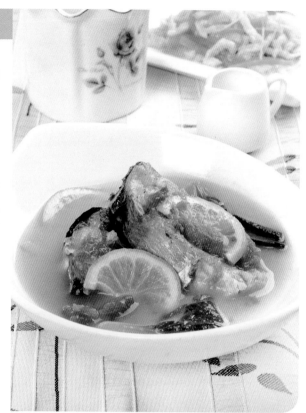

鲫鱼藕粉粥

【原料】

鲫鱼250克，粳米100克，藕粉80克

【调料】

葱白段、生姜片、盐、黄酒、鸡粉、麻油各适量

【制作方法】

1. 粳米淘洗干净，备用。

2. 将鲫鱼去鳞及内脏，洗净，切成小块，放入锅中，加适量水、葱白、生姜、黄酒、盐，用旺火煮沸，转用小火煮烂。

3. 用汤筛过滤取汁，加入粳米和适量水，煮至粳米开花时加入用温水调好的藕粉搅匀，调入麻油、鸡粉，出锅装盘即可。

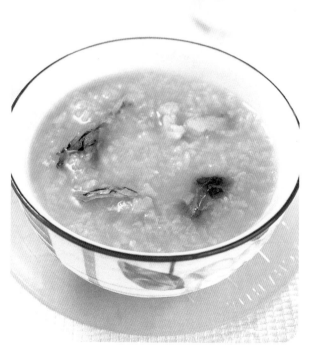

甲鱼

营养功效

甲鱼肉性平、味甘，归肝经。具有滋阴凉血、补益调中、补肾健骨、散结消痞等作用，对预防身虚体弱、肝脾肿大、肺结核等症有一定疗效。

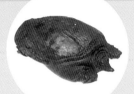

食用注意

一般人群均可食用。尤适宜肝肾阴虚、营养不良者及糖尿病、冠心病患者。肝炎、肠胃炎、胃溃疡、胆囊炎等消化系统疾病患者忌食；失眠、孕妇及产后泄泻者忌食；肠胃功能虚弱、消化不良者慎吃。

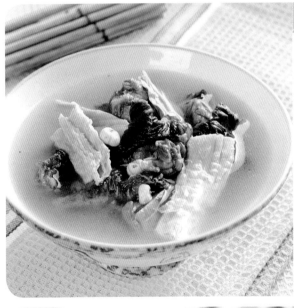

腐竹甲鱼汤

原料

甲鱼300克，川贝母50克，腐竹150克

调料

葱段、姜片、盐各适量

制作方法

1. 将甲鱼去壳及内脏，取肉，洗净，切成块。
2. 川贝母、腐竹洗净。再将腐竹放在冷水中泡软，切小段。
3. 锅入清水，放入甲鱼块、川贝母、腐竹段、葱、姜煮沸，改中火持续煨至甲鱼熟烂，加盐调味即可。

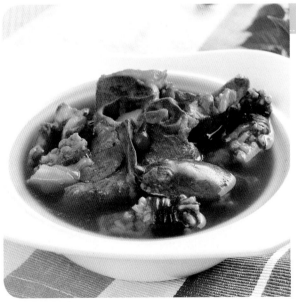

甲鱼猪脊汤

原料

甲鱼200克，猪脊髓300克

调料

生姜、胡椒粉、酱油、盐各适量

制作方法

1. 甲鱼宰杀，取肉，洗净，切块。猪脊髓洗净，斩块。
2. 将甲鱼、猪脊髓入开水锅中焯透，撇去浮沫，捞出，沥干水分。
3. 将甲鱼肉、猪脊髓放入锅内，加清水、生姜煮熟，加酱油、胡椒粉、盐调味，出锅装盘即可。

清炖甲鱼

原料

活甲鱼750克，鸡肉50克

调料

葱末、姜末、蒜末、清汤、绍酒、熟猪油、酱油、盐各适量

制作方法

1. 活甲鱼处理干净，放入锅内，加清水烧沸捞出，刮去黑皮，撕下硬盖，剁成方块。鸡肉洗净，切方块，放入沸水中氽烫。

2. 锅入猪油烧至七成熟，放入姜末、蒜末爆香，放入甲鱼、鸡肉、酱油，煸炒2分钟，加入清汤，用大火炖至酥烂。

3. 最后用大火烧沸，打去浮沫，调入盐、葱末、绍酒即可。

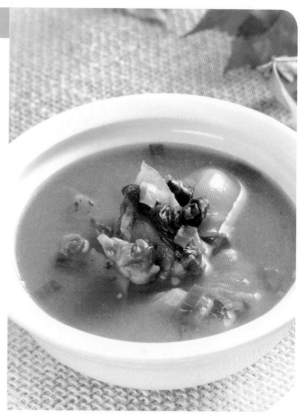

生炒甲鱼

原料

甲鱼一只（约800克）

调料

花生油、料酒、老抽、甜面酱、白糖、胡椒粉各适量，葱段、姜片、蒜片各20克

制作方法

1. 将甲鱼宰杀干净，斩成块，放入沸水锅焯水，捞出，洗净血污，控水。

2. 锅中加花生油烧热，入葱段、姜片、蒜片爆香，放入甲鱼块煸炒，烹入料酒、甜面酱、老抽炒香，加适量清水，开锅后加白糖、胡椒粉调味，小火烧至熟透入味，大火收汁，汁浓出锅装盘即可。

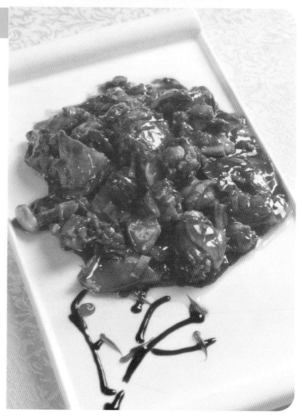

鳝鱼

营养功效

鳝鱼具有补气养血、祛风湿、强筋骨、壮阳等功效。现代研究表明鳝鱼中含有丰富的 DHA 和卵磷脂，经常摄取卵磷脂，有助于提高记忆力。此外，还起到补肾健脑的作用。

食用注意

一般人群均可食用。尤适宜糖尿病、贫血、子宫下垂、内痔出血患者食用。瘙痒性皮肤病、红斑狼疮、肠胃不佳者忌食。

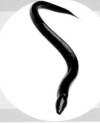

泡椒鳝片

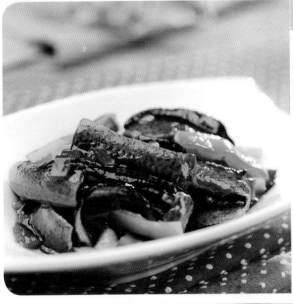

[原料]

净鳝鱼片250克，青椒条150克

[调料]

姜丝、葱花、盐、泡椒末、料酒、白糖、水淀粉、香油、植物油各适量

[制作方法]

① 净鳝鱼片加料酒腌入味，加淀粉抓匀。

② 油锅烧热，下入鳝鱼片、青椒条滑油，盛起，控油。锅内留底油，爆香葱花、姜丝，烹料酒，下入鳝片、泡椒末、青椒条、盐、白糖炒匀，用水淀粉勾芡，淋香油即可。

干煸鳝丝

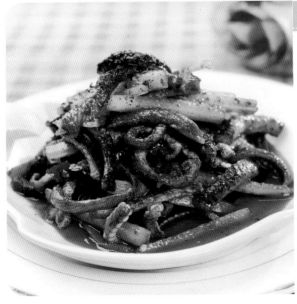

[原料]

新鲜黄鳝500克，芹黄100克

[调料]

姜丝、蒜末、盐、郫县豆瓣酱、料酒、酱油、醋、香油、花椒面、植物油各适量

[制作方法]

① 新鲜黄鳝处理干净，切成粗丝。

② 芹黄洗净，切段。郫县豆瓣酱剁细。

③ 油锅烧热，下鳝鱼丝煸干，烹入料酒，下郫县豆瓣酱煸出红油，下姜丝、蒜末、盐、酱油、芹黄稍炒，淋醋、香油，撒花椒面即可。

蒜烧马鞍鳝

原料

鳝鱼段350克，韭菜、蒜瓣各50克

调料

辣椒酱、白酒、酱油、老抽、红糖、花椒、干辣椒段、高汤、植物油各适量

制作方法

① 鳝鱼段处理干净，用沸水焯透，然后充分沥干水分备用。韭菜洗净，切成寸段，铺在碗底备用。

② 炒锅中入植物油烧至五成热，放入辣椒酱煸出红油，下入花椒、干辣椒段炒香，放入鳝鱼段、白酒、酱油、老抽、红糖炒匀，直到鳝段裹色，加蒜瓣炒香。

③ 加高汤至材料的一半，加盖中火焖至汤开，用旺火收至浓稠，然后倒在韭菜上即可。

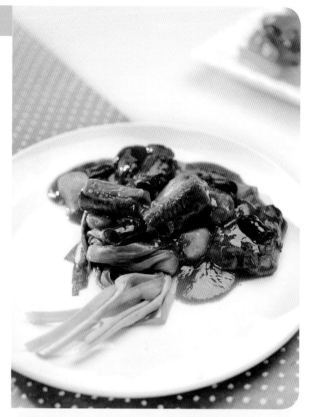

番茄鳝鱼汤

原料

鳝鱼肉100克，番茄30克

调料

葱段、姜片、胡椒粉、香油、料酒、盐各适量

制作方法

① 将鳝鱼肉洗净，切段，入沸水锅中焯水，沥干水分。番茄洗净，去蒂，用沸水焯烫，去皮，切块备用。

② 锅入油烧至五成热，放入鳝鱼略煎，加姜片、葱段炒香，倒入料酒、清水，旺火烧开，撇去浮沫，把汤倒入砂锅，再加入适量盐调味，放入番茄，中火煮至汤呈奶白色，再撒入胡椒粉，淋入香油即可。

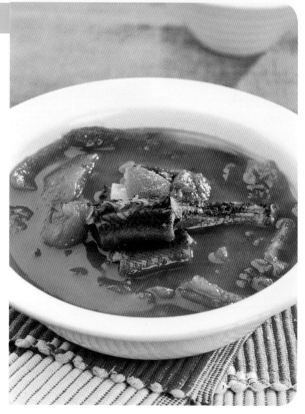

鲈鱼

营养功效

《本草经疏》记载，鲈鱼，味甘、淡，性平。由于肾主骨，肝主筋，滋味属阴，经常食用鲈鱼，可益二脏之阴气，故能益筋骨。可见鲈鱼的补肾作用已历史悠久。

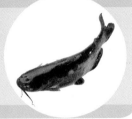

食用注意

皮肤病疮肿者忌食。鲈鱼忌与奶酪同食。此外，鲈鱼的肝也不能吃，会让人脸上的皮脱落。另外，如果中了这种毒，可以喝芦根的汁来解。

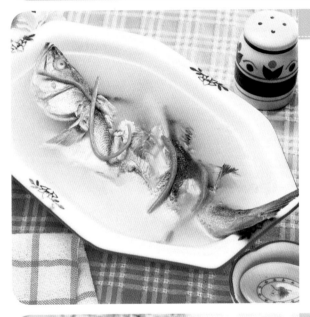

鲈鱼苎麻根汤

原料

鲈鱼1条（约750克），苎麻根30克

调料

盐、鸡粉各适量

制作方法

1. 鲈鱼去鳞、内脏，洗净，在鱼身两侧剞一字花刀。苎麻根洗净。
2. 将鲈鱼与苎麻根一同放入砂锅中，加入适量清水，置旺火上煮开，转小火煮1小时，加入盐、鸡粉调味，出锅即可。

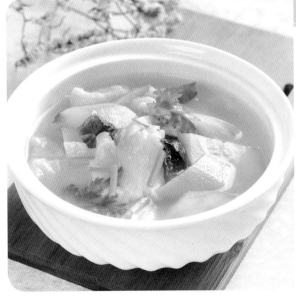

青瓜煮鱼片

原料

青瓜350克，鲈鱼肉300克，皮蛋1个

调料

姜丝、香菜段、盐、高汤、胡椒粉、香油、料酒、白糖、植物油各适量

制作方法

1. 鲈鱼肉洗净，切片。青瓜去皮、瓤，洗净，切片。皮蛋去壳，切件。
2. 锅入植物油烧热，放入姜丝爆香，加入料酒、高汤、盐、白糖、青瓜片、皮蛋煮3分钟，入鲈鱼片续煮，撒胡椒粉、香菜段，淋香油即可。

鱼片香汤

原料

鲈鱼300克，胡萝卜100克

调料

葱丝、姜片、香菜段、高汤、料酒、盐各适量

制作方法

1. 将鲈鱼宰杀处理干净，斩掉头，剔骨，鱼肉切片洗净，用盐、料酒腌入味。

2. 胡萝卜去皮，洗净，切丝。将葱丝、胡萝卜丝、香菜段加少许盐拌匀。

3. 往汤锅中加8杯高汤煮沸，下入鱼片、姜片、料酒氽熟，入盐调味，撒入拌好的三丝即可。

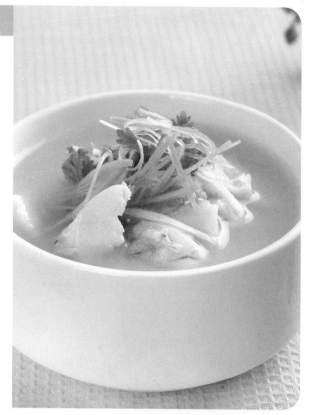

福州鱼丸

原料

净鲈鱼肉750克，五花肉250克

调料

葱花、淀粉、香油、植物油、酱油、盐各适量

制作方法

1. 鲈鱼肉剁成蓉，加入盐、淀粉调成糊，搅打上劲。五花肉洗净，剁细，入油锅，加酱油、香油调味，炒香盛出。

2. 将鱼糊中间填入少许熟五花肉，捏成每个如乒乓球大小的丸子。

3. 锅内倒入清水，鱼丸冷水下锅，烧开，加盐调味，撒葱花即可。

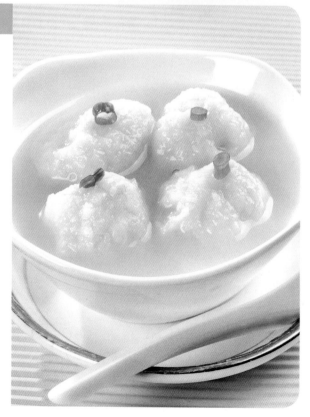

鲳鱼

营养功效

鲳鱼具有益气养血、补肾益精、滑利关节、柔筋利骨之功效，对消化不良、脾虚泄泻、贫血、筋骨酸痛等很有一定疗效。

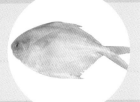

食用注意

鲳鱼忌用动物油炸制；不要与羊肉同食。腹中鱼子有毒，能引发痢疾。

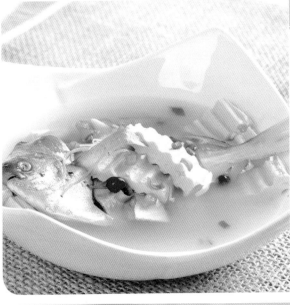

鲳鱼汤

原料

鲳鱼1条，豆腐50克

调料

葱花、姜丝、花生油、枸杞、盐各适量

制作方法

① 鲳鱼去内脏，去鳞，刮洗干净。豆腐洗净，切方块。枸杞用温水泡洗。

② 锅中加花生油烧热，入姜丝爆香，倒入适量清水煮开，放入鲳鱼、豆腐再次煮开，以文火煮至鱼熟烂，加盐调味，投入枸杞，撒上葱花，出锅即可。

三丝蒸鲳鱼

原料

鲳鱼1条，冬菇、笋、瘦肉各30克

调料

葱丝、姜丝、花椒粉、胡椒粉、八角粉、料酒、盐各适量

制作方法

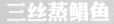

① 鲳鱼处理干净，加料酒、盐腌渍。冬菇、笋、瘦肉分别洗净，切丝。

② 将腌好的鲳鱼放入盘中，铺上葱丝、姜丝、冬菇丝、笋丝、瘦肉丝，撒上花椒粉、胡椒粉、八角粉，放入蒸锅蒸熟即可。

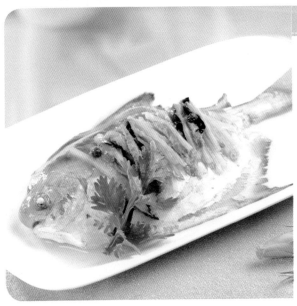

双丝烧鲳鱼

原料

鲳鱼1条，香菇、笋各30克

调料

香菜末、姜丝、干辣椒丝、豆瓣酱、淀粉、植物油、香油、酱油、醋、料酒、白糖、盐各适量

制作方法

1. 将鲳鱼处理干净，两面改刀。香菇、笋分别洗净，切成丝。
2. 锅入油烧热，下姜丝、干辣椒丝爆香，下豆瓣酱煸炒，放入香菇丝、笋丝翻炒，加适量清水，放入鲳鱼，加酱油、醋、料酒、白糖、盐调味。
3. 炖至鲳鱼熟，用水淀粉勾芡，淋少许香油，出锅撒香菜末即可。

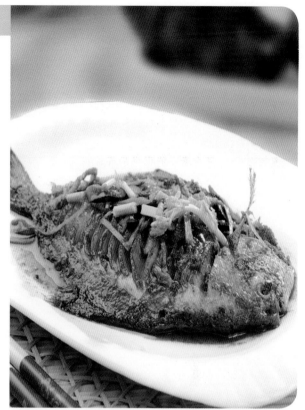

鲳鱼豆腐粥

原料

粳米100克，鲳鱼200克，豆腐50克

调料

盐、香菜叶、葱花、姜丝、香油各适量

制作方法

1. 粳米洗净，用清水浸泡。鲳鱼处理干净后切小块，用料酒腌渍。豆腐洗净，切小块。
2. 锅置火上，倒入清水，放入粳米煮至五成熟。
3. 放入鲳鱼肉、姜丝煮至米粒开花，加豆腐、盐、香油调匀，撒香菜叶、葱花即可。

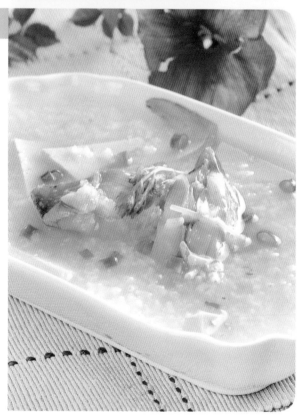

墨鱼

营养功效

中医理论记载，墨鱼味咸、性平，入肝、肾经，具有养血、通经、催乳、补脾、益肾、滋阴、调经、止带之功效。

食用注意

脾胃虚寒者应少吃；高脂血症、高胆固醇症、动脉硬化等心血管病及肝病患者应慎食；墨鱼属动风发物，故患病者应酌情忌食。

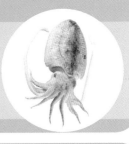

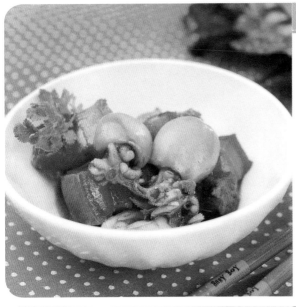

墨鱼烧肉

原料

小墨鱼400克，净五花肉200克

调料

葱末、香菜段、八角、酱油、白糖、料酒、鲜汤、植物油各适量

制作方法

1. 小墨鱼处理干净，入沸水中焯水捞出，沥干水分。净五花肉切条状。
2. 油锅烧热，放入五花肉煸炒至变色，放入八角、葱末、料酒、酱油、白糖、墨鱼，添入鲜汤小火烧20分钟，收汁，撒香菜段即可。

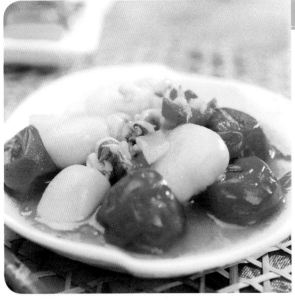

泡椒墨鱼仔

原料

墨鱼仔200克，萝卜150克，泡椒30克

调料

姜末、葱末、盐、料酒、植物油各适量

制作方法

1. 墨鱼仔处理干净，加入料酒、葱末、姜末，用沸水汆水，去除腥味，捞起，备用。萝卜洗净，切条，入开水锅中加入盐煮熟。
2. 油锅烧热，加入葱末、姜末、泡椒炒香，放入墨鱼仔、萝卜条，加盐调味炒匀即可。

薯丝戏乌龙

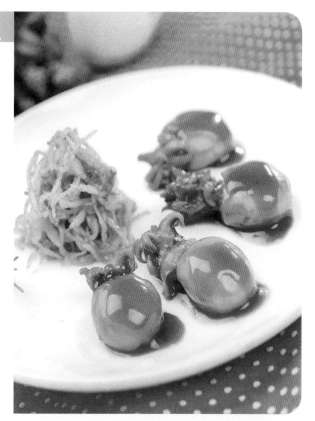

原料

小墨鱼400克，土豆150克

调料

葱段、姜块、盐、红曲米、椒盐、香油、植物油各适量

制作方法

1. 土豆洗净，去皮，切细丝，用水洗过后，入油锅炸至金黄色，撒上椒盐拌匀，堆放盘中央。

2. 小墨鱼处理干净，放入高压锅内，下入红曲米、葱段、姜块、盐，煮20分钟，拣去葱段、姜块，备用。

3. 油锅烧热，放入压好的小墨鱼，用旺火收汁，待汤汁浓稠时，淋入香油出锅，摆放在土豆丝四周即可。

肉末墨鱼仔

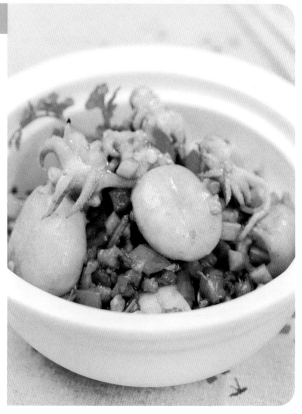

原料

净墨鱼仔300克，猪瘦肉末150克，青尖椒末、红尖椒末各10克

调料

葱末、香菜、老抽、甜面酱、蚝油、花椒油、鲜汤、白糖、水淀粉、植物油各适量

制作方法

1. 净墨鱼仔洗净，入沸水锅中焯至嫩熟。香菜洗净，切成末。

2. 油锅加热，放入猪肉末煸炒至变白，加入甜面酱、青尖椒末、红尖椒末、葱末，倒入鲜汤，加老抽、白糖、蚝油调味，放入墨鱼仔略炒，用水淀粉勾芡，撒香菜末，淋花椒油即可。

干贝

营养功效

《本草求真》中提到干贝具有"滋真阴"的功效，也就是说干贝具有很好的滋补肾阴的作用。

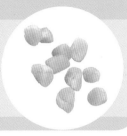

食用注意

烹制干贝前可先将其用温水浸泡涨发，隔水蒸软，不宜过量食用，否则会影响肠胃的运动消化功能，导致食物积滞，难以消化吸收。

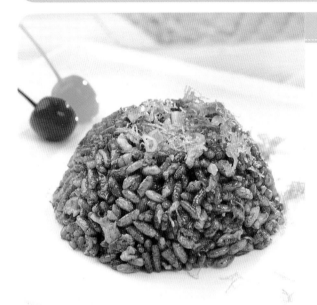

干贝酱油炒饭

原料

干贝50克，凉米饭200克，鸡蛋液20克，鲜豌豆、胡萝卜粒、卷心菜粒各30克

调料

葱末、酱油、盐、植物油各适量

制作方法

1. 干贝用温水泡开，放笼屉蒸透，取出搓成丝。卷心菜粒、胡萝卜粒用油炒熟。鲜豌豆淘洗干净。

2. 锅留底油烧热，入鸡蛋液、葱末炒匀，加入豌豆、干贝丝、卷心菜粒、胡萝卜粒、盐、酱油、米饭炒匀即可。

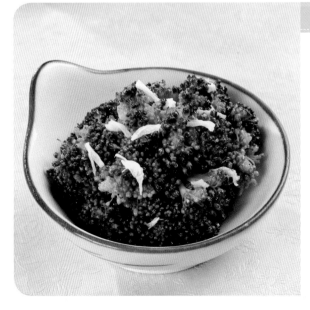

干贝拌西蓝花

原料

西蓝花250克，干贝50克

调料

姜片、葱段、料酒、熟植物油各适量

制作方法

1. 西蓝花洗净，掰小朵，入沸水中焯熟，捞起，冲凉，沥干水分。

2. 干贝用水浸泡并清洗净，加姜片、葱段、料酒、清水入笼蒸2小时，使干贝涨发，取出晾凉，搓成丝。

3. 西蓝花加盐、熟植物油拌匀，撒干贝丝，充分拌匀后装盘即可。

金瑶鲜贝球

原料

扇贝250克，干贝25克，马蹄100克，芹菜150克，肥肉膘50克，薯片20克

调料

葱末、姜末、盐、胡椒粉、生粉、清汤、植物油各适量

制作方法

1. 干贝泡开，蒸透，取出搓成丝。马蹄、芹菜分别择洗干净，切末。肥肉膘洗净，剁成细蓉。
2. 扇贝洗净，沥干水分，加工成蓉，加入马蹄末、芹菜末、肥肉蓉、葱末、姜末、胡椒粉搅拌均匀后，加入盐、生粉捧打上劲。
3. 扇贝蓉团成小球，滚上干贝丝，入植物油锅中浸炸成熟，放入盘中薯片上即可。

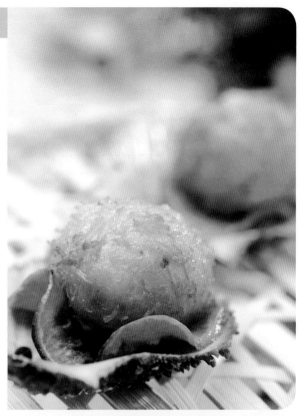

蒜蓉干贝蒸丝瓜

原料

丝瓜1根，蒜3瓣，干贝100克

调料

姜末、香葱末、盐、生抽、植物油各适量

制作方法

1. 丝瓜去皮，洗净切段。蒜压成蒜泥。
2. 炒锅入植物油烧至两成热，放入蒜泥炒成黄色，和油一起盛出，晾凉，加入盐、生抽调匀。
3. 干贝加姜末上笼蒸透，取出后沥干水分，搓成丝，入油锅炸至酥脆。丝瓜码入盘中，将调好的油蒜泥抹在丝瓜上，再在上面放适量干贝丝。蒸锅上汽后，将丝瓜放入，旺火蒸5分钟，撒上香葱末即可。

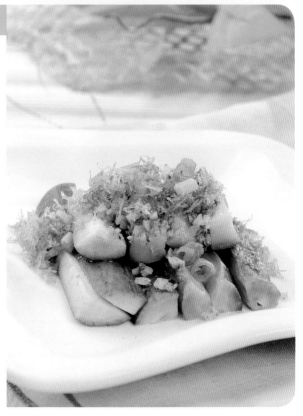

鲍鱼

营养功效

现代医学中认为女性适当地吃一些鲍鱼是很有好处的，鲍鱼有补虚、滋阴、润肺、清热，养肝明目的功效。另外，如糖尿病患者也可用鲍鱼作辅助治疗。

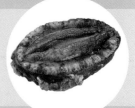

食用注意

鲍鱼能双向性调节血压，是因为鲍鱼能"养阴、平肝、固肾"，可调整肾上腺分泌。鲍鱼有调经、润燥利肠之效，可用于月经不调、大便秘结等疾患。

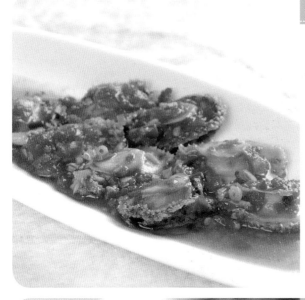

剁椒蒸小鲍鱼

原料

鲍鱼400克，剁椒适量

调料

葱末、蒜末、胡椒粉、香葱、酱油、白糖各适量

制作方法

1. 鲍鱼洗净，备用。
2. 剁椒切成丝，与葱末、蒜末、胡椒粉、香油、水混好做成调料。
3. 鲍鱼放入盘中摆好，倒入调料，蒸熟，即可食用。

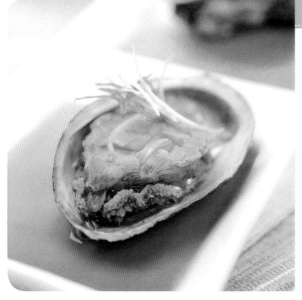

葱油活鲍鱼

原料

活鲍鱼300克

调料

葱、蒸鱼豉油、食用油各适量

制作方法

1. 鲍鱼洗净，将肉剔出，去内脏，打十字花刀和鲍鱼壳放沸水中煮熟，捞出摆入盘中。
2. 葱洗净，切丝，放在鲍鱼上，淋上蒸鱼豉油。
3. 锅中入食用油烧热，浇在葱丝上爆香即可。

铁板韭香鲜鲍

原料

鲜鲍鱼400克，韭菜50克

调料

蒜末、蒸鱼豉油、植物油、盐各适量

制作方法

1. 鲜鲍鱼去壳取净肉，切花刀，入沸水中氽熟，捞出沥干；鲍鱼壳洗净，将肉放回原壳；韭菜洗净。
2. 锅入植物油烧热，煸香蒜末、韭菜，加蒸鱼豉油、盐调味，放入鲍鱼翻炒均匀。将铁板烧热，倒入韭菜、鲍鱼即可。

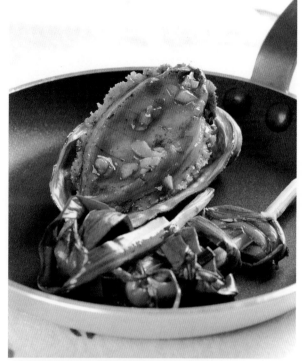

奶汤竹荪鲍鱼

原料

鲍鱼1个，竹荪30克，莴笋50克

调料

胡椒粉、奶汤、盐各适量

制作方法

1. 竹荪洗净，用温水泡发。鲍鱼洗净后，入沸水锅煮熟，去壳和内脏，留肉洗净。
2. 莴笋洗净去皮，切球形，放沸水锅烫一下，捞出备用。
3. 往锅中加入奶汤煮开，加入竹荪、莴笋球，烧开后用盐、胡椒粉调味，放入鲍鱼肉，出锅即可。

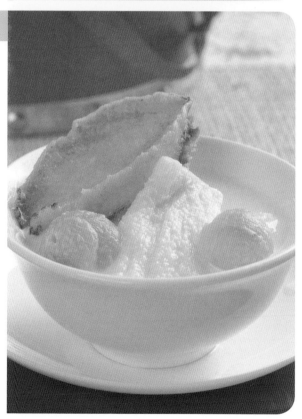

黄鱼

营养功效

黄鱼有健脾升胃、安神止痢、益气填精之功效，对贫血、失眠、头晕、食欲不振及妇女产后体虚有良好疗效。适量食用可起到滋补肾脏的作用。

食用注意

《食疗本草》指出："黄鱼不可与荞麦同食，令人失声也。"黄鱼味甘，性平，有微毒，多食难消化，荞麦性寒难消，食之动热风，两者都为不易消化之物，同食难消化，有伤肠胃。

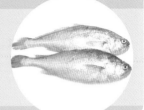

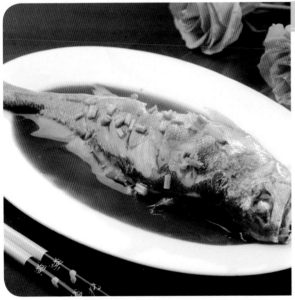

家常黄鱼

原料

黄鱼500克

调料

葱花、姜片、蒜片、香菜段、清汤、甜酱、香油、料酒、盐各适量

制作方法

① 黄鱼处理干净，两面剞刀花。

② 锅入油烧热，放入葱花、姜片、蒜片炒香，加甜酱炒变色，烹料酒调味，放入黄鱼两面略煎，加清汤、盐烧开，煨透。黄花鱼翻身，收汁，淋香油，撒香菜段即可。

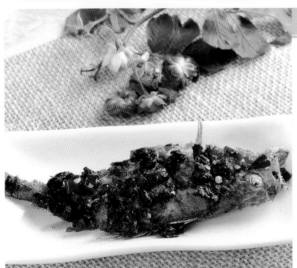

麻辣烤鱼

原料

大黄鱼1条，洋葱1个

调料

姜末、蒜末、火锅底料、豆瓣酱、豆豉、色拉油、干辣椒各适量

制作方法

① 黄鱼处理干净。洋葱洗净，切丝。把鱼放入盘子里，撒上姜末，淋色拉油，入烤箱烤熟，取出。

② 将火锅底料入油锅煸出红油，倒入豆瓣酱、豆豉、蒜末、姜末、干辣椒煸炒片刻，浇在烤鱼上即可。

珊瑚鱼条

原料

黄鱼肉500克，冬笋丝80克，香菇丝、红辣椒丝各40克

调料

葱丝、姜丝、香油、辣椒油、料酒、白糖、盐各适量

制作方法

1. 黄鱼肉切条，入八成热油锅略炸，捞出沥油。

2. 锅入香油烧热，放红辣椒丝、姜丝、葱丝、冬笋丝、香菇丝煸炒，烹入料酒，加入白糖、盐、清水、鱼条烧沸后撇去浮沫，用小火焖烧，待鱼条熟后改用旺火收汁，淋辣椒油即可。

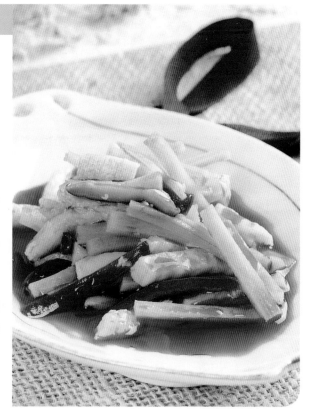

醋椒黄鱼

原料

黄鱼500克，红辣椒5克

调料

鸡汤、葱、姜、酱油、米醋、味精、胡椒粉、香油各适量

制作方法

1. 黄鱼处理干净，沿鱼骨稍切至不断。葱、姜、红辣椒分别洗净，切成细丝。

2. 将处理好的黄鱼加入鸡汤、葱姜、酱油、米醋、香油稍腌片刻，放入蒸锅中蒸熟，取出，将盘内的汤汁倒入锅内加味精、胡椒粉调味浇在鱼身上即可。

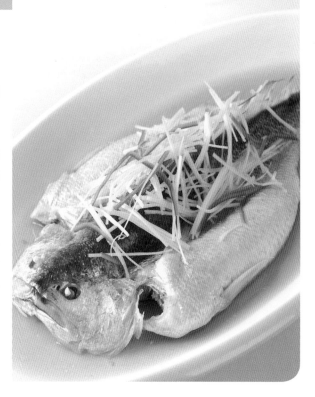

蛏子

营养功效

《泉州本草》中记载，蛏子肉"清热解毒，利小便，消水肿"，可缓解产后虚损、湿热水肿、小便不利等症状，从而起到养肾的作用。还含有锌和锰，常食有益于脑的营养补充，有健脑益智的作用。

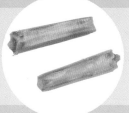

食用注意

一般人群均可食用。尤适合甲状腺功能亢进患者、老年人。孕妇慎食。

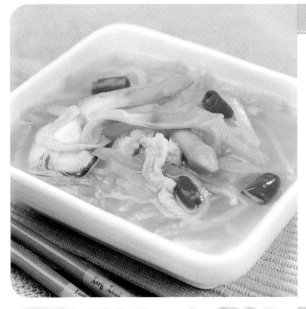

萝卜蛏子皇

原料

蛏子皇200克，五花肉、青萝卜丝各100克

调料

葱丝、姜丝、盐、干辣椒段、花椒油、植物油各适量

制作方法

1. 蛏子皇洗净，取肉，入沸水中汆烫，切大段。五花肉洗净，切粗丝。
2. 锅入油烧热，下入五花肉煸炒，放入葱丝、姜丝、干辣椒段、萝卜丝，炒至萝卜丝变软入味，放入蛏子皇、盐烩炒片刻，淋花椒油出锅即可。

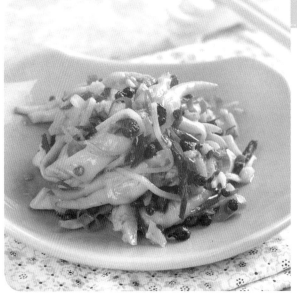

麻辣蛏子

原料

蛏子400克

调料

姜丝、香葱末、干辣椒丝、花椒、食用油、白酒、醋、生抽、白糖各适量

制作方法

1. 蛏子洗净，入沸水锅中煮熟，去壳取肉，去掉杂质，冲凉控水。
2. 锅入食用油烧热，用姜丝、花椒、干辣椒丝爆锅，放入蛏子、生抽、白酒翻炒片刻，放入少许水，加入醋、白糖，撒香葱末，收汁即可。

辣炒竹蛏

原料

蛏子500克

调料

小香葱、酱油、老干妈豆豉辣酱、植物各适量

制作方法

1. 蛏子洗净，入沸水锅中烫至开口，捞出，沥干水分。
2. 小香葱洗净，切成段。
3. 净炒锅置火上烧热，下入油烧至八成热，放入小葱段炒出香味，倒入烫好的蛏子，下入老干妈豆豉辣酱、酱油快速炒匀，盛入盘内即可。

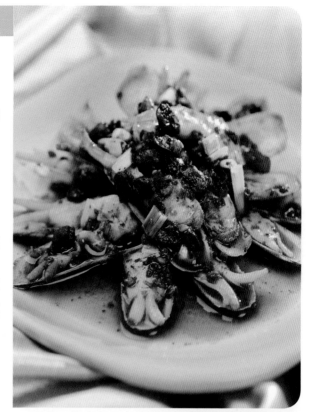

爆炒蛏子

原料

蛏子500克，红杭椒10克

调料

葱、蒜、盐、酱油、料酒、植物油各适量

制作方法

1. 蛏子洗净，放入温水中焯一下，捞起。
2. 葱洗净，切成葱花。蒜洗净，切成碎末。红杭椒洗净，切成丁，备用。
3. 锅入植物油烧热，加入蒜末炒香，再放入汆过的蛏子翻炒均匀，加入盐、酱油、料酒、盐调味，旺火爆炒入味，撒上葱花、红杭椒丁即可。

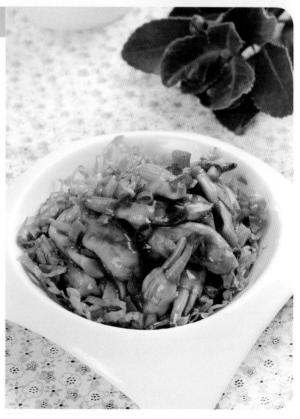

蛤蜊

营养功效

《本草经疏》中记载，蛤蜊其性滋润而助津液，故能润五脏、止消渴，开胃。现代医学认为，常食蛤蜊对黄疸、小便不畅、糖尿病等症也有疗效。

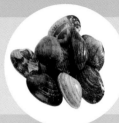

食用注意

一般人群均可食用。脾胃虚寒、腹泻便溏者，寒性胃痛、腹痛者，女子月经期间及产后，受凉感冒者忌食。

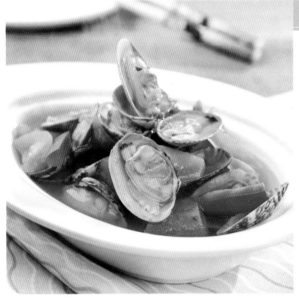

蛤蜊炖丝瓜

原料

丝瓜100克，蛤蜊250克，红辣椒50克

调料

葱花、胡椒粉、植物油各适量

制作方法

① 将蛤蜊加盐水使其吐净泥沙，洗干净，备用。丝瓜去皮，切滚刀块。红辣椒洗净，切条。

② 锅中加植物油烧热，放入葱花，加入蛤蜊略炒，再加丝瓜块略炒，加入清水，煮至蛤蜊开口，放入红辣椒条，再加胡椒粉调味即可。

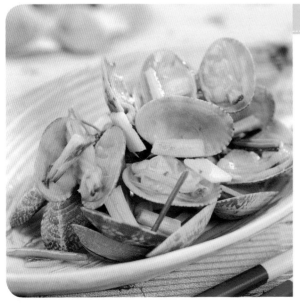

姜葱炒蛤蜊

原料

蛤蜊600克

调料

葱、姜、香菜、盐、植物油各适量

制作方法

① 蛤蜊洗净泥沙。葱、姜分别洗净，切片。香菜洗净，切段。

② 净炒锅置火上，倒入油烧热，放入葱片、姜片炒出香味，倒入蛤蜊炒至开口，加入盐翻炒均匀，撒上香菜段，出锅即可。

蛤蜊烧鸡块

原料

蛤蜊300克，鸡块300克

调料

葱、姜、香菜叶、盐、干辣椒节、蚝油、老抽、料酒、清汤、植物油各适量

制作方法

1. 鸡块用流动水漂去血污，入沸水锅中焯水。

2. 待蛤蜊吐尽泥沙，洗净。葱、姜洗净，切片。香菜叶洗净，备用。

3. 油锅加热，放入葱片、姜片、干辣椒节、料酒，倒入鸡块煸炒，加清汤烧至八成熟时，加入蛤蜊、蚝油、老抽、盐，加盖焖煮至蛤蜊开口、汤汁浓稠时撒香菜叶，出锅装盘即可。

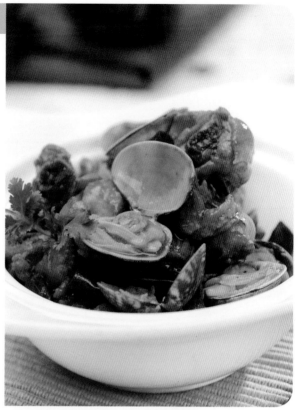

墨鱼海鲜汤

原料

蛤蜊200克，墨鱼350克，熟地黄30克，党参20克

调料

姜末、香菜叶、盐各适量

制作方法

1. 待蛤蜊吐净沙泥，冲洗干净。

2. 墨鱼洗干净，撕去黑膜，切成3厘米长的段。熟地黄、党参洗净，备用。

3. 净汤锅置火上，放入适量清水用旺火烧开，放入蛤蜊、墨鱼段、姜末、党参、熟地黄，小火慢炖2小时，起锅，加入盐调味，出锅撒上香菜叶即可。

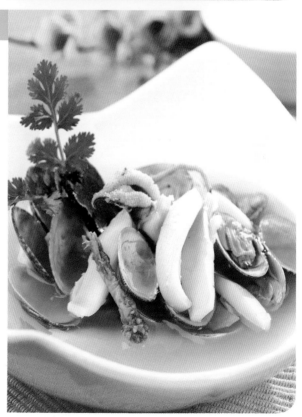

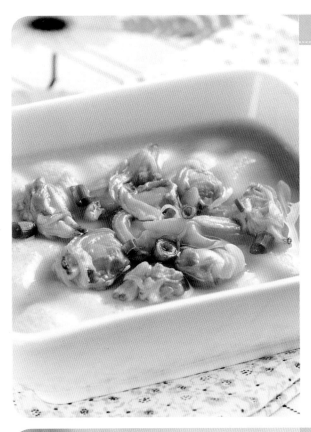

蛤蜊肉蒸水蛋

原料

鸡蛋3个，蛤蜊100克

调料

葱花、高汤、香菇粉、花生油、料酒、盐各适量

制作方法

1. 将鸡蛋打入容器中，搅打均匀，调入高汤、盐、香菇粉、料酒拌匀，过滤到入容器中。

2. 蛤蜊洗净，放入水中浸泡至吐沙，捞出，放入沸水锅中煮熟，去壳，取肉备用。

3. 将鸡蛋液加入蛤蜊肉，盖上保鲜膜入蒸笼以中火蒸15分钟，取出，撒上葱花即可食用。

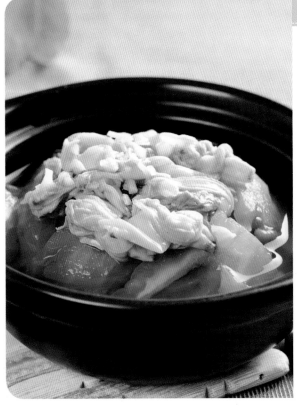

苦瓜焖蛤蜊

原料

蛤蜊300克，苦瓜200克

调料

姜汁、蒜泥、香油、料酒、白糖、盐各适量

制作方法

1. 苦瓜洗净，去瓤，切开，放入滚水中焯透，浸入冰水中以减去苦味，切片。

2. 将蛤蜊放入滚水锅中煮熟，去壳取肉，下油锅爆炒，加姜汁、料酒、盐拌匀。

3. 将苦瓜片铺在砂锅底，放上蛤蜊肉，加拌匀的姜汁、蒜泥、白糖、盐及适量清水，焖至蛤蜊熟透入味，淋上香油即可。

粉丝蒸蛤蜊

原料

蛤蜊300克，粉丝100克，红辣椒1个

调料

姜末、蒜末、花生油、生粉、白糖、盐各适量

制作方法

1. 蛤蜊洗净，用沸水汆烫，捞出，摆入盘内。红辣椒洗净，切成细粒。
2. 粉丝洗净，泡软切段。
3. 将粉丝铺在蛤蜊上。蒜末、姜末加盐、生粉、花生油、白糖拌匀，撒在粉丝上面，上蒸笼，用旺火蒸10分钟，取出即可。

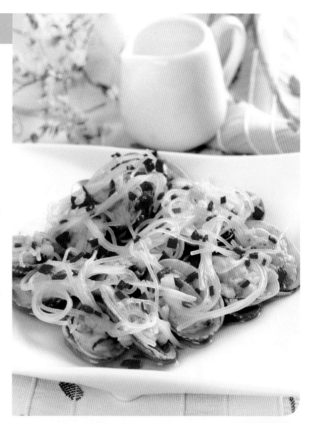

芸豆蛤蜊打卤面

原料

蛤蜊、面条、芸豆各200克，鸡蛋2个

调料

葱片、姜片、香油、花生油、盐各适量

制作方法

1. 蛤蜊洗净，煮熟剥肉。蛤蜊汤过滤，留用。芸豆洗净，切小丁。鸡蛋打入碗中，搅匀成蛋液。面条煮熟盛入碗中。
2. 锅入油烧热，放入葱片、姜片爆香，放入芸豆丁炒至断生，加入蛤蜊肉、蛤蜊汤，加入盐调味，开锅淋蛋液，淋香油，浇在面条上即可。

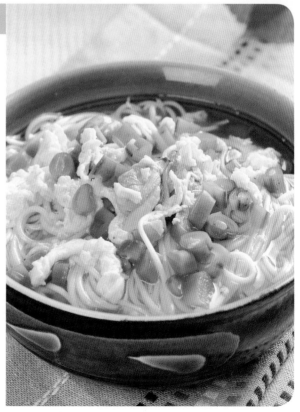

淡菜

营养功效

《随息居饮食谱》中记载：淡菜，补肾，益血填精，治遗。《本草汇言》亦云：淡菜，补虚养肾之药也。肾虚、腰痛阳痿者宜食。

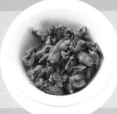

食用注意

一般人群均可食用。尤适宜体质虚弱、气血不足、营养不良者及肾虚之腰痛、阳痿、盗汗、小便余沥者。

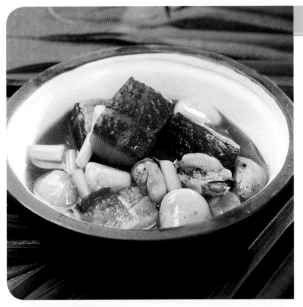

板栗炖淡菜干

原料

淡菜干、板栗各100克，五花肉300克

调料

小葱段、姜片、盐、黄酒各适量

制作方法

1. 淡菜干泡水，洗去泥沙。板栗去皮。五花肉洗净，切块，焯水。
2. 将淡菜、五花肉、板栗放入砂锅内，加入适量黄酒、水及姜片，中火焖煮，水开后转小火炖约90分钟。
3. 汤汁将干时，加入适量的盐、小葱段即可。

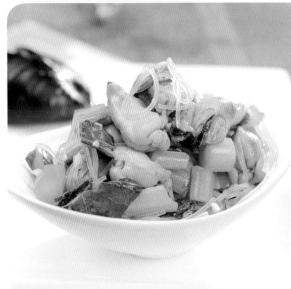

银丝菜心拌淡菜

原料

淡菜400克，粉丝50克，菜心100克

调料

蒜、盐、芥末、醋各适量

制作方法

1. 淡菜洗净，放入开水中浸泡，捞出，控去水分，放入盘内备用。
2. 菜心洗净，切小段，汆水，放入淡菜盘中。粉丝泡好，放入盘中。蒜洗净，切末。
3. 用醋、芥末、盐、蒜末调成味汁淋入盘内拌匀即可即可。

淡菜萝卜豆腐汤

原料

淡菜60克，萝卜40克，豆腐100克，枸杞、干蘑菇、芹菜叶碎各10克

调料

盐、植物油各适量

制作方法

① 淡菜泡发，去除杂质，洗净。干蘑菇泡发，洗净。枸杞洗净。萝卜洗净，切条。豆腐洗净，切成条。

② 油锅烧热，下淡菜略微翻炒，加清水旺火烧开，移入砂锅里，中火烧开后小火炖30分钟。

③ 另起一锅烧开水，放入萝卜条略烫，和枸杞一起倒入砂锅，炖至萝卜熟烂，放入豆腐条、蘑菇，加盐，开锅后再用微火炖30分钟，撒上芹菜叶碎即可。

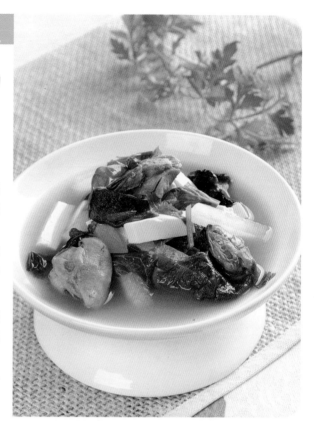

淡菜排骨汤

原料

淡菜肉100克，排骨300克，红枣8枚

调料

葱末、姜末、盐、胡椒粉、植物油各适量

制作方法

① 淡菜洗净，放入开水中浸泡，捞出，控去水分。排骨洗净，切块。红枣洗净。

② 锅入植物油烧热，下入葱末、姜末爆出香味，放入淡菜肉稍炒，加入适量清水，旺火煮沸。

③ 放入排骨块、红枣，继续煮沸后，改小火炖至所有食材熟烂，加入适量盐、胡椒粉调味，出锅即可。

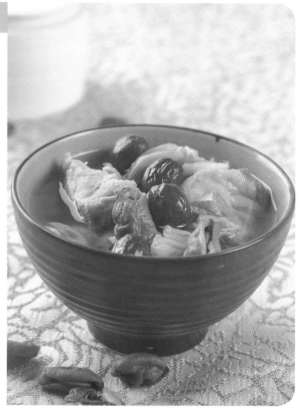

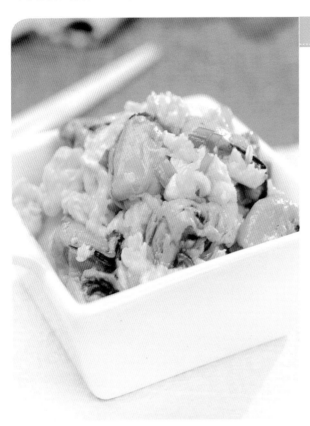

淡菜煎蛋饼

原料

淡菜肉500克，鸡蛋4个，韭菜50克

调料

盐、花生油各适量

制作方法

1. 淡菜肉洗净，放入清水中煮熟，捞出，沥干水分，备用。

2. 韭菜放入清水中浸泡15分钟，捞出，洗净，切末。鸡蛋打散，用筷子搅匀，成鸡蛋液。

3. 将淡菜肉、韭菜末倒入鸡蛋液中，加入适量盐搅匀。炒锅入花生油烧热，倒入调好的鸡蛋液，炒至蛋液呈金黄色，盛入盘中即可。

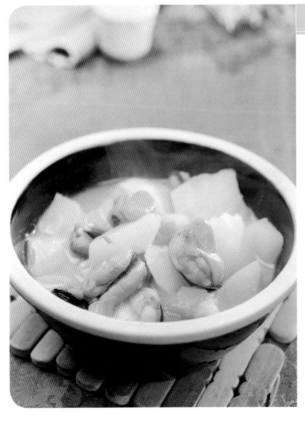

渔夫炖淡菜

原料

淡菜肉400克，土豆500克

调料

葱、姜、香菜、盐、猪油各适量

制作方法

1. 淡菜肉洗净，放入清水中煮熟，捞出，沥干水分，取肉留汤备用。香菜洗净，切成碎末。

2. 土豆洗净，去皮，切成不规则的小块。葱、姜分别放入清水中洗净，切成片。

3. 锅中加猪油烧热，放入葱片、姜片爆出香味，放入土豆块略炒，加入淡菜、原汤炖至开锅，加入适量盐调味，撒上香菜末，出锅即可。

淡菜拌菠菜

原料

淡菜肉500克，菠菜300克

调料

盐、干椒节、香油各适量

制作方法

1. 淡菜肉洗净，放入清水中煮熟，捞出，沥干水分，备用。

2. 菠菜洗净，入开水中烫熟，取出，过凉，切段。

3. 净锅置火上烧热，倒入香油烧至七成热，放入干椒节炸至深褐色，浇在菠菜上，放入淡菜、盐拌匀即可。

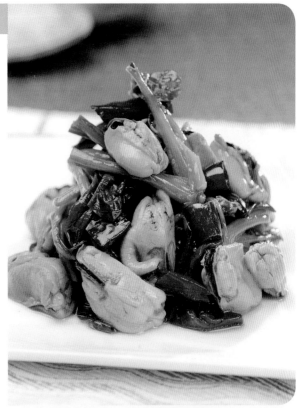

淡菜煲猪蹄

原料

猪蹄750克，干淡菜50克，黄豆10克

调料

姜块、淡色酱油、熟植物油、盐各适量

制作方法

1. 猪蹄洗净，剁成块，放入沸水中余一下，捞出。淡菜浸洗，放温水中浸泡20分钟。

2. 将猪蹄块、淡菜、黄豆、姜块放入煲中，加入清水，盖上盖，用旺火烧沸，再用文火慢慢煨烧至熟透。将猪蹄、淡菜捞出，装入汤碗中，拣出姜块。

3. 煲中原汤加入熟植物油、淡色酱油烧开，撇去浮沫、浮油，加入盐调味，浇入猪蹄汤碗中即可。

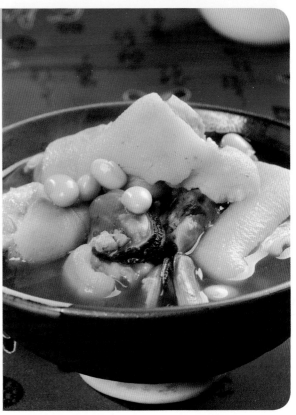

虾

营养功效

虾性温，味甘，入肝、肾经，有补肾壮阳的功效。肾气虚弱、肾阳不足所致的腰脚软弱无力或阳痿或不育症患者，宜食之。

食用注意

宿疾者、正值上火之时不宜食虾。体质过敏，如患有过敏性鼻炎、支气管炎、反复发作性过敏性皮炎的老年人不宜吃虾。

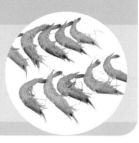

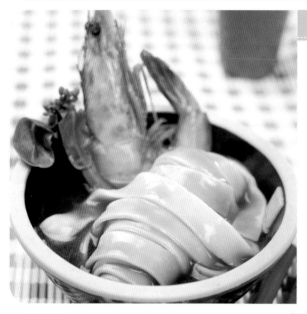

鲍汁大虾捞面

原料

大虾1只，手擀面200克，菜心2棵

调料

鲍鱼酱、老抽各适量

制作方法

1. 大虾剪去须、虾脚，去掉虾头上的沙袋，剪开虾背上的皮，取出黑虾线。菜心洗净。
2. 将大虾与手擀面一同煮熟。菜心烫熟。
3. 将手擀面垫底，大虾、菜心放面上，将鲍鱼酱、老抽煮成鲍汁，浇在面上即可。

鲜虾菠菜炖蛋

原料

虾仁、粉丝各50克，菠菜200克，鸡蛋1个

调料

姜丝、高汤、香油、植物油、盐各适量

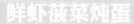

制作方法

1. 菠菜洗净，切段。粉丝温水泡软。虾仁洗净，放沸水锅中汆烫，捞出。鸡蛋打散，炒熟。
2. 锅中加植物油烧热，放入姜丝炒香，倒入高汤、虾仁、菠菜、粉丝、鸡蛋煮开，用盐调味，淋香油即可。

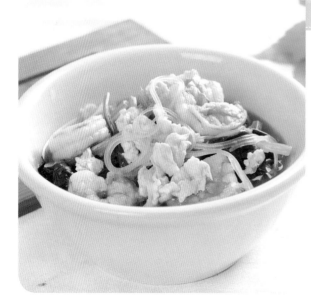

酸萝卜炒虾仁

原料

虾仁300克，酸萝卜30克，西蓝花50克

调料

蒜末、水淀粉、植物油、盐各适量

制作方法

1. 虾仁洗净，从脊背划一刀。酸萝卜洗净，切菱形块。西蓝花掰小朵，洗净。

2. 往锅中放入清水烧沸，放入虾仁、酸萝卜块、西蓝花焯烫片刻，捞出待用。

3. 锅中放入植物油烧热，下入蒜末爆香，再放入虾仁、西蓝花、酸萝卜块、盐翻炒入味，用水淀粉勾芡，起锅装盘即可。

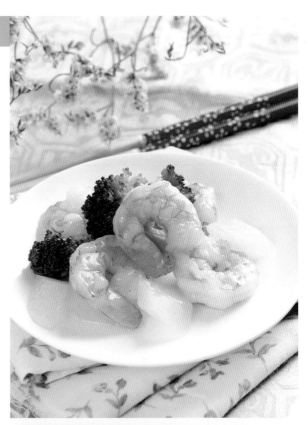

燕尾桃花虾

原料

竹节虾200克，西蓝花150克

调料

蒜末、盐、白糖、料酒、水淀粉、蛋清、植物油各适量

制作方法

1. 竹节虾去头、壳留尾，洗净，在虾的内侧改刀，用盐、蛋清、水淀粉码入味。

2. 西蓝花洗净，掰小朵，放入锅中焯水至熟，摆在盘的四周。

3. 锅加植物油烧至五成热时，放入虾肉拉滑至熟，捞出。锅留底油，下入蒜末、料酒、白糖调成汁，放入虾肉，用水淀粉勾芡，出锅，放入盘中间即可。

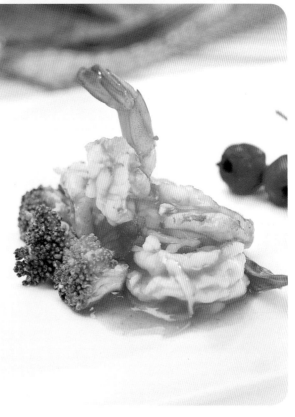

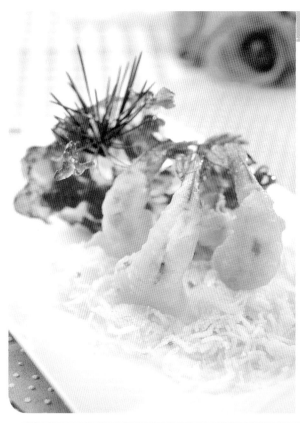

金毛脆炸虾

原料

基围虾300克，肉松60克

调料

葱末、姜末、盐、沙拉酱、脆炸粉、植物油各适量

制作方法

1. 基围虾去头、壳、虾线，用盐、葱末、姜末腌味。
2. 将腌好的虾蘸满脆炸粉调制的糟糊，放入热油锅炸至外皮饱满、色泽金黄。
3. 取炸好的虾仁蘸沙拉酱，再滚上一层肉松，装盘即可。

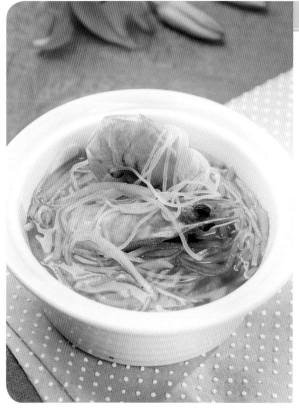

萝卜丝炖大虾

原料

大虾200克，青萝卜300克，粉丝50克

调料

姜丝、葱丝、盐、胡椒粉、鲜汤、猪油、植物油

制作方法

1. 大虾剪去虾枪、虾脚，去虾线，洗净。
2. 粉丝放入清水中泡软。青萝卜洗干净，削去外皮，切成细丝，用植物油炒断生。
3. 净锅置火上烧热，倒入植物油烧至八成热，放入大虾煎至两面红亮出虾油，下葱丝、姜丝，加入青萝卜丝煸炒，添鲜汤、粉丝炖至汤汁香醇，用盐、胡椒粉调味出锅装盘即可。

墨鱼蛤蜊鲜虾汤

原料

墨鱼、蛤蜊、鲜虾各200克

调料

姜片、盐各适量

制作方法

1. 墨鱼撕去表皮,清洗净,从内侧切花刀。鲜虾去虾线,洗净。
2. 蛤蜊用水浸泡,待吐出沙后,洗净备用。
3. 往汤锅内加清水,放入墨鱼、蛤蜊、鲜虾、姜片,以文火煮熟,加盐调味即可。

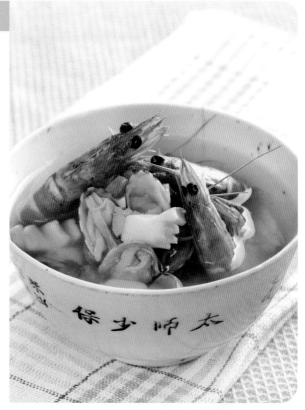

鲜虾丝瓜鱼汤

原料

鲜虾200克,玉米笋、丝瓜各50克

调料

葱末、虾酱、鱼露、清汤、盐各适量

制作方法

1. 鲜虾去除头、壳,挑去虾线,洗净。
2. 丝瓜去籽,洗净,切块。玉米笋洗净。将虾酱、鱼露放入一个容器内捣匀成酱汁。
3. 往汤锅内加适量清汤烧沸,放入所有原料煮沸,加入捣好的酱汁炖10分钟,调入盐,撒上葱末即可。

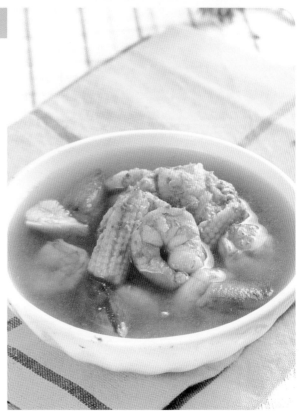

鱿鱼

营养功效

肾亏一般表现为腰膝酸软疼痛、神疲乏力、身体潮热等，治疗当滋阴清虚热补肾。而鱿鱼具有滋阴补虚劳的功效，所以肾亏患者可酌情食之。

食用注意

一般人群均可食用。尤适宜骨质疏松、缺铁性贫血、月经不调患者。高脂血症、动脉硬化及肝病患者慎食。

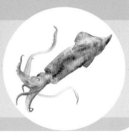

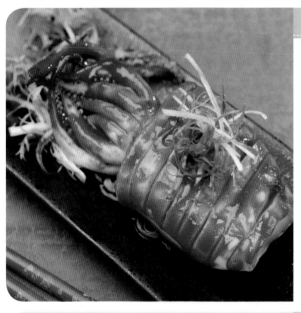

韩式鲜鱿

原料

鲜鱿鱼1条（约400克）

调料

葱丝、姜丝、盐、辣椒酱、海鲜酱、鲜味酱油、香油、料酒各适量

制作方法

1. 鱿鱼处理干净，用盐、料酒略腌。用辣椒酱、海鲜酱、香油调成酱汁。
2. 锅入油烧热，下入鱿鱼炸熟，取出，拌辣酱汁后改刀成环，浇上酱油，撒上葱丝、姜丝。另起锅入油烧热，浇在葱丝上即可。

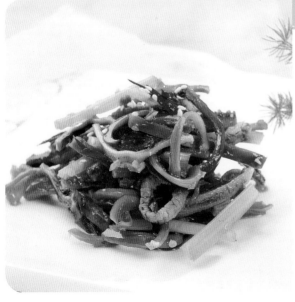

干炒干鱿鱼

原料

干鱿鱼150克，干辣椒丝20克，猪肉50克，芹菜100克

调料

葱片、姜片、盐、料酒、植物油各适量

制作方法

1. 干鱿鱼泡好，切条。芹菜去叶，洗净，切段。猪肉洗净，切丝。
2. 锅内加植物油烧热，爆香葱片、姜片，下入干辣椒丝，放入猪肉丝煸炒，加入干鱿鱼条、芹菜段、盐，烹料酒调味，炒至食材熟透即可。

腐皮干鱿

原料

水发鱿鱼300克，豆腐皮、火腿各150克，豌豆尖100克

调料

葱末、姜末、胡椒、水淀粉、高汤、植物油、鸡油、盐各适量

制作方法

1. 豆腐皮切成条，入沸水中煮软，捞入清水中。

2. 水发鱿鱼洗净，改刀成条。火腿切条。豌豆尖洗净，切段。

3. 锅入油烧热，下姜、葱爆香，再加高汤烧开，下入鱿鱼条、豆腐皮、火腿条，加盐、胡椒调味，用水淀粉勾芡，放入豌豆尖，淋鸡油即可出锅。

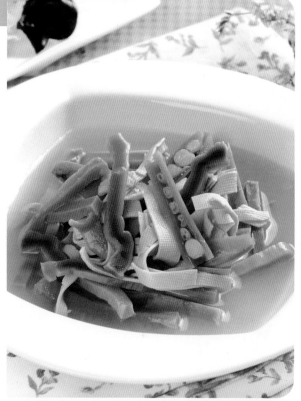

豉椒鲜鱿鱼

原料

鲜鱿鱼300克，青椒块、红椒块各250克，洋葱块50克，豆豉适量

调料

葱段、姜末、蒜泥、胡椒粉、酱油、料酒、香油、水淀粉、植物油、白糖、盐各适量

制作方法

1. 鱿鱼洗净，剞花刀，切成块，用沸水汆烫，捞出。用盐、白糖、胡椒粉、酱油、水淀粉调成芡汁。

2. 锅入油烧热，炒熟青椒块、红椒块、洋葱块。鱿鱼花过油，控干。

3. 锅入油烧热，加入姜末、蒜泥、豆豉、葱段炒香，加入辣椒块、洋葱块、鱿鱼、料酒，倒入芡汁，淋香油炒匀即可。

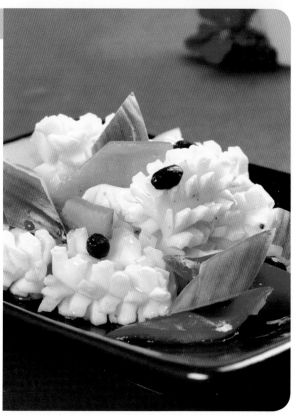

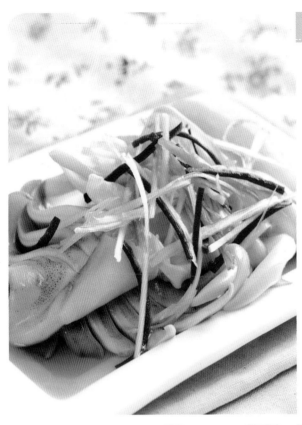

油淋鲜鱿

原料

鲜鱿鱼400克，青辣椒丝、红辣椒丝各50克

调料

葱丝、姜丝、植物油、生抽各适量

制作方法

1. 鱿鱼去内脏，洗净，切成蜈蚣花。
2. 往锅内入清水烧热，放入鱿鱼花烫熟，捞出，装入盘中，备用。
3. 将鱿鱼花上浇生抽，撒葱丝、姜丝、青辣椒丝、红辣椒丝，泼热油即可。

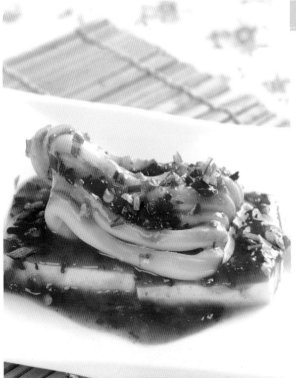

清蒸鱿鱼豆腐

原料

鱿鱼400克，豆腐100克

调料

葱花、蒜蓉辣酱、色拉油、盐各适量

制作方法

1. 鱿鱼洗净，撕去红色外衣，切段。豆腐洗净，切小块，铺好。
2. 将切好的鱿鱼摆在豆腐上，撒上少许盐，上锅隔水蒸熟。
3. 锅入油烧热，下入蒜蓉辣酱炒出红油，浇在鱿鱼上，撒葱花即可。

泡菜鱿鱼

原料

鲜鱿鱼200克，泡菜丁、香菇丁、冬笋丁、猪肉丁各50克

调料

蒜末、干辣椒碎、水淀粉、鸡汤、食用油、香油、酱油、料酒、盐各适量

制作方法

1. 鲜鱿鱼洗净，改刀切片，入沸水锅中，加料酒、酱油汆烫，捞出控水。

2. 锅入食用油烧至六成热，放入猪肉丁、冬笋丁、香菇丁、泡菜丁、干辣椒碎、蒜末炒出香味。

3. 加入盐、料酒、酱油、鸡汤调味，下入鱿鱼烧入味，用水淀粉勾芡，淋香油，翻匀即可。

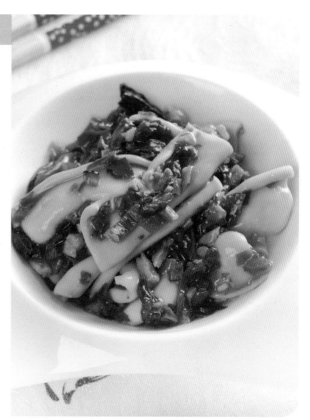

酥炸鲜鱿球

原料

咸面包80克，鲜鱿鱼300克，鸡蛋清少许

调料

胡椒粉、淀粉、香油、绍酒、千岛汁、植物油、盐各适量

制作方法

1. 鲜鱿鱼用搅拌机搅成鱼泥，加入盐、胡椒粉、淀粉、香油、绍酒搅匀上劲。

2. 将鲜鱿鱼泥挤成大小均匀的鱼丸，再裹匀面包粒。

3. 锅中加油烧至五成热，逐个放入鲜鱿鱼球浸炸至上色，捞出。待油温升高时，把鱿鱼球全部放入油锅中复炸至呈金黄色，捞出沥油，码放入盘中，配千岛汁一起上桌蘸食即可。

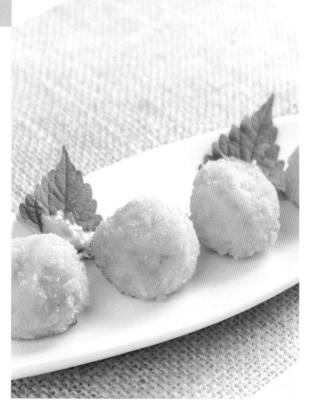

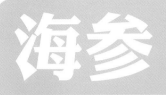

海参

营养功效

海参含有丰富的锌，而锌是男性前列腺的重要组成部分，故而具有预防前列腺炎和尿路感染之作用。《本草从新》中记载：海参补肾益精，壮阳疗痿。

食用注意

一般人群均可食用。尤适宜高血压、冠心病、肝炎、肾炎、糖尿病患者。患急性肠炎、菌痢、感冒、咳痰、气喘及大便溏薄者忌食。

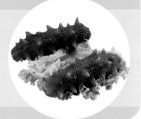

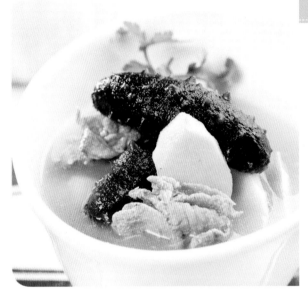

山药羊肉海参汤

原料

水发海参300克，羊肉250克，山药180克

调料

葱段、姜片、盐各适量

制作方法

① 海参洗去肚里泥沙，切片。

② 羊肉、山药分别处理干净，切成薄片，备用。

③ 往锅内入水烧开，加入葱段、姜片煮2分钟，放入海参、羊肉片、山药片，旺火煮10分钟，加入盐调味，出锅即可。

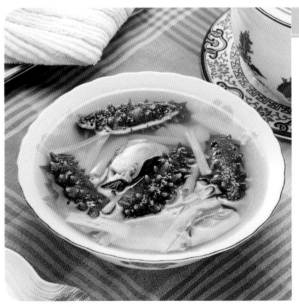

葱姜海参煲生蚝

原料

水发海参（已发）300克，生蚝350克

调料

姜末、葱段、盐各适量

制作方法

① 将水发海参、生蚝分别洗净，一起放入蒸锅中蒸制10分钟左右，生蚝去壳取肉，用盐略腌。

② 往砂锅内加入适量水，旺火烧开，加入海参、姜末和生蚝肉，改用中火煲1小时，放入葱段和盐调味，出锅装盘即可。

枸杞刺参炖牛尾

原料

刺参150克，牛尾300克，胡萝卜100克，枸杞60克，红枣60克

调料

葱段、姜块、炸蒜瓣、盐、生抽、芥末各适量

制作方法

1. 牛尾洗净，斩件，用清水漂去血污。胡萝卜洗净，切块，与牛尾、葱段、姜块、炸蒜瓣一同入锅，加水炖4~5小时，将胡萝卜块、葱段、姜块捞出，牛尾及汤留用。

2. 刺参发好，洗净，放入石锅中，加牛尾及原汤、枸杞、红枣炖30分钟，用盐调味。

3. 将石锅上桌，食用时蘸芥末、生抽即可。

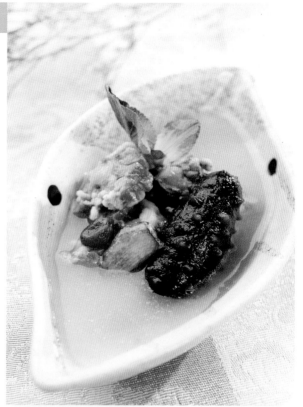

鹅掌烧海参

原料

水发海参200克，鹅掌180克，西蓝花50克

调料

葱、姜、盐、白糖、料酒、酱油、水淀粉、花生油各适量

制作方法

1. 海参去沙肠，洗净。鹅掌洗净，去指甲、大骨。葱、姜分别洗净，切片。西蓝花洗净，焯水摆盘。

2. 锅内加花生油烧热，下入鹅掌滑熟，捞出，沥油备用。

3. 锅内留油烧热，爆香葱片、姜片，再下鹅掌炒匀，烹料酒、酱油，加水、盐、白糖焖至鹅掌熟烂，下入海参烧入味，旺火收汁，用水淀粉勾芡，出锅装盘即可。

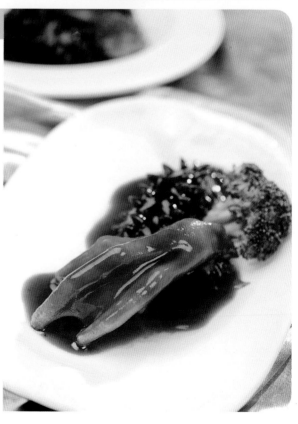

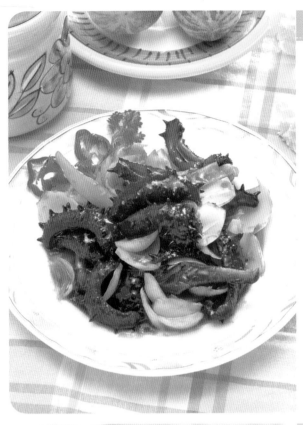

天合烧海参

原料

天麻、百合、水发海参各100克

调料

葱段、姜丝、香菜叶、盐、鸡粉、酱油、醋、料酒、花生油各适量

制作方法

① 将水发海参洗净，切成寸段。

② 将天麻、百合分别用水洗干净，放入温水中浸泡20分钟，泡发，备用。

③ 炒锅置旺火烧热，放入花生油烧至八成热，放入处理好的海参段、姜丝、葱段爆炒出香味，待海参段炒至六成熟，加入天麻、百合，加入酱油、盐、料酒调味，翻炒均匀，再加入醋、鸡粉调味，出锅装盘撒上香菜叶即可。

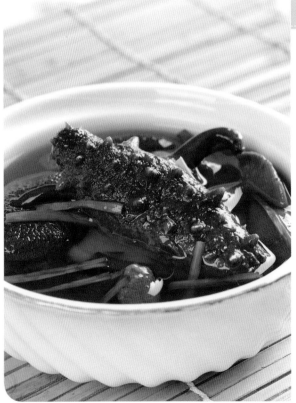

海参牛肝菌汤

原料

牛肝菌150克，水发海参150克，韭菜段20克

调料

清汤、胡椒粉、盐各适量

制作方法

① 牛肝菌洗净杂质，用沸水焯烫。水发海参洗净，用开水略烫。

② 往锅中加清汤烧开，放入牛肝菌煮2分钟，用盐、胡椒粉调味，最后放入海参烧开，撒韭菜段出锅即可。

保健功效

　　此款菜肴不仅色香味俱全，还有很好的补肾功效，对于肾功能不全等症状有缓解作用。

海参烧牛肉

原料

牛肉300克，水发海参100克

调料

葱段、鸡汤、胡椒粉、水淀粉、花生油、香油、酱油、料酒、盐各适量

制作方法

1. 牛肉洗净，切片，加入盐、料酒腌渍入味，加水淀粉调匀上浆。海参洗净，片成大薄片。

2. 锅中加入花生油烧至五成热，下入牛肉片炸熟，捞出沥油。

3. 锅留少许油烧热，下入葱段炒出香味，烹入料酒，加入鸡汤、海参片、牛肉片烧开，加入盐、酱油、胡椒粉烧至入味，用水淀粉勾芡，淋香油，装盘即可。

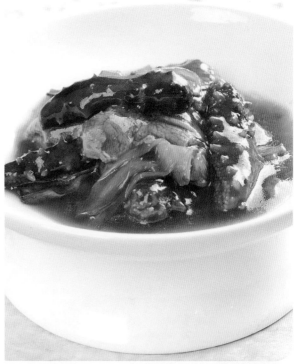

肉烧海参

原料

水发海参200克，带皮五花肉200克，油菜心适量

调料

姜片、葱段、盐、胡椒、料酒、白糖、水淀粉、清汤、酱油、植物油各适量

制作方法

1. 水发海参洗净，放入烧沸的清汤中煮至入味。五花肉洗净，煮熟，切块，入油锅中过油。油菜心烫熟放入盘中。

2. 往锅中放入五花肉，放入葱段，加入清汤、酱油、姜片、料酒、胡椒、盐、白糖烧沸，打去浮沫，小火烧至发亮，去掉姜片、葱段。

3. 将海参与红烧肉放原汁中烧入味，用水淀粉勾芡，装盘即可。

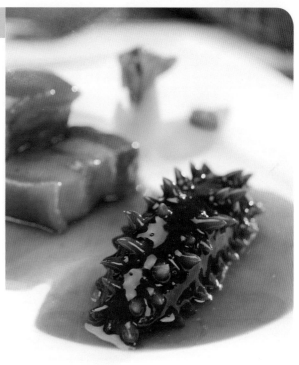

紫菜

营养功效

古书记载，紫菜味甘、咸，性凉，能软坚散结、清热化痰、利尿。现代医学证明，可以通过适量食用紫菜来调理肾功能。

食用注意

一般人均可食用。消化功能不好、脾虚者少食；腹痛便溏者，乳腺小叶增生以及各类肿瘤患者，脾胃虚寒者忌食。

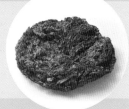

虾皮紫菜汤

原料

紫菜50克，虾皮20克，鸡肉丸12个

调料

盐、香油各适量

制作方法

① 把虾皮和紫菜泡在清水中泡开，洗净。

② 鸡肉丸洗净。

③ 将紫菜、虾皮、鸡肉丸放入煮开的水中，放入盐调味，旺火烧开，最后滴入香油搅匀，出锅即可。

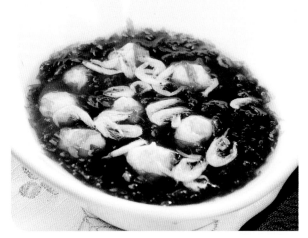

紫菜黄瓜汤

原料

黄瓜150克，紫菜15克，海米25克

调料

盐、鸡粉、酱油、香油各适量

制作方法

① 紫菜撕块，泡发洗净。黄瓜洗净，切成菱形片。海米泡发，洗净。

② 往锅内加水烧开，下黄瓜片和海米，放入盐、酱油烧开。

③ 往锅中再下入紫菜，烧开，淋上香油，撒上鸡粉，出锅即可。

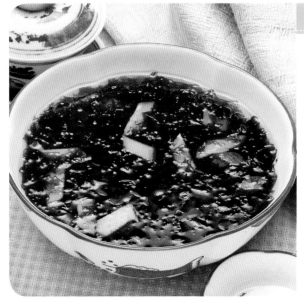

紫菜香菇卷

原料

寿司紫菜6张，水发香菇、熟笋丝、胡萝卜各75克，鸡蛋液、鸡蓉各50克

调料

盐、葱姜汁、植物油各适量

制作方法

1. 胡萝卜洗净，切丝。水发香菇去蒂，洗净，切丝，和熟笋丝、鸡蓉放一起，加盐、葱姜汁一起搅拌成三鲜馅。

2. 另将鸡蛋液搅匀，放锅中煎成薄的蛋皮，将蛋皮放案板上，上面铺一张寿司紫菜后，再放上三鲜馅，卷成长春卷状。

3. 锅加植物油烧热，将香菇卷下锅炸至金黄熟透捞出，改刀成椭圆形，整齐装盘即可。

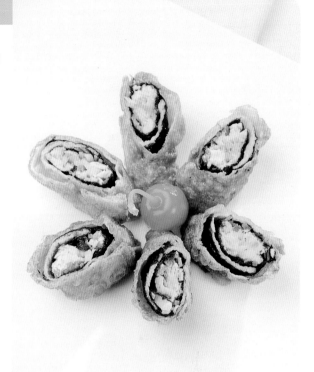

果仁虾皮拌紫菜

原料

紫菜300克，虾皮50克，熟花生仁碎30克，香菜10克

调料

盐、鸡粉、香油各适量

制作方法

1. 将紫菜浸泡洗净，放沸水锅烫一下捞出，冲凉控水。虾皮洗净，控干水分。

2. 香菜择洗干净，切成碎末。

3. 往盛器中放入紫菜、虾皮、熟花生仁碎，用盐、鸡粉调味，拌匀后淋香油拌匀，装入盘中，摆成金字塔形状即可。

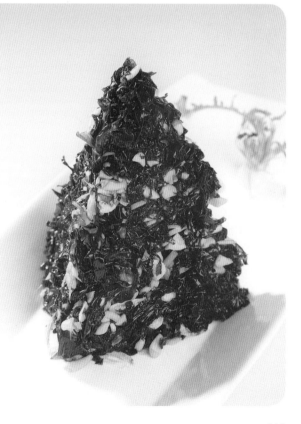

海带

营养功效

海带富含甘露醇，具有良好的利尿作用，有助于预防肾衰竭、药物中毒、水肿等。另外还含有藻酸，能使人体过多的盐排出体外，起到保护肾脏的作用。

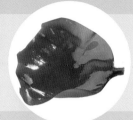

食用注意

甲状腺肿大、高血压、高脂血症、冠心病、动脉粥样硬化、急性肾衰竭、脑水肿患者可常食，但孕妇、甲状腺功能亢进者不宜食用。

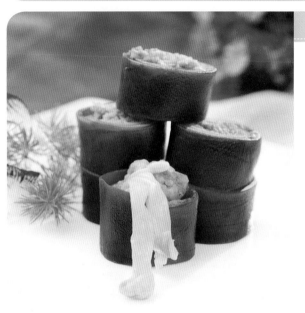

金针菇海带卷

原料

金针菇、猪肉馅各100克，水发海带300克

调料

盐、胡椒粉各适量

制作方法

1. 金针菇择去老根，洗净。水发海带洗净，备用。

2. 猪肉馅加盐、胡椒粉拌匀。

3. 将猪肉馅摊在海带上面，铺上金针菇，把海带卷起，用线捆紧，入蒸锅蒸熟取出，切成段即可。

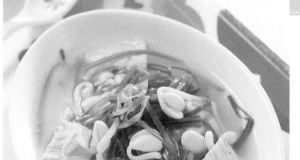

海带煮瘦肉

原料

水发海带100克，黄豆芽200克，猪瘦肉50克

调料

姜块、葱、盐各适量

制作方法

1. 黄豆芽洗净，去根须。海带洗净，切丝。猪瘦肉洗净，切片。姜块洗净，拍松。葱洗净，切段。

2. 将猪肉块放炖锅内，加入水烧沸，放入黄豆芽、海带丝、葱段、姜块，用小火炖煮50分钟，加盐调味即可。

番茄海带汤

原料

海带200克，番茄100克，香菇、黑木耳各30克

调料

葱花、姜丝、盐、清汤、五香粉、香油、植物油各适量

制作方法

1. 海带用温水泡发，洗去沙质，切成菱形片。香菇、黑木耳泡发，洗净，切丝。黑木耳撕成小片状，一起放入碗中待用。
2. 番茄洗净，去蒂，切成片。
3. 锅加植物油烧热，加姜丝煸香，加入番茄片煸透，再加清汤煮沸，投入海带片、香菇丝、黑木耳煨煮30分钟，加盐、五香粉拌匀，淋入香油，撒葱花即可。

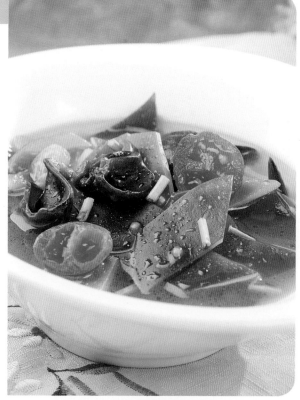

醒脑排骨汤

原料

排骨300克，莲藕、胡萝卜、水发海带各80克，鲜荷叶1张

调料

盐、料酒、醋、鸡粉、胡椒粉各适量

制作方法

1. 排骨剁成段，洗净。莲藕去皮，洗净，切块。胡萝卜洗净，切块。海带洗净，切片。荷叶洗净。
2. 锅入适量清水烧沸，淋入料酒，放入排骨段、藕块和胡萝卜块分别余水，捞出。海带放入加醋的沸水中焯水，捞出。
3. 净锅置火上，放入荷叶和适量清水煮沸，摆在盘中，放入排骨段、藕块、胡萝卜块、海带煮沸，加料酒、盐、鸡粉、胡椒粉续炖20分钟，倒在荷叶上即可。

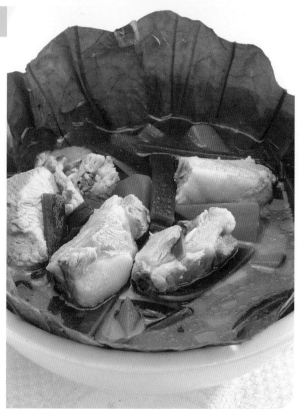

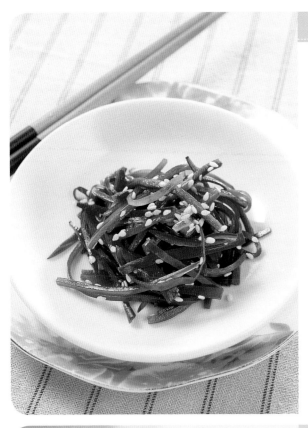

拌海带

原料

海带150克，白芝麻10克，红辣椒50克

调料

姜、盐、白糖、淡色酱油、香油、植物油各适量

制作方法

1. 海带用清水略泡后洗净，放入沸水中汆烫，捞出，挤干水分，切丝。姜洗净，切丝。
2. 红辣椒洗净，去蒂，去籽，切成丝，加入海带丝、白糖、姜丝、盐、淡色酱油拌匀。
3. 锅中倒入植物油烧热，放入白芝麻小火炒香，然后连芝麻带油一同倒入海带中充分搅拌，待凉后淋上香油即可。

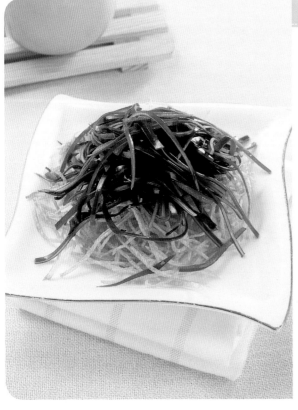

薯香海带

原料

水发海带、土豆各200克，辣椒40克

调料

姜末、葱末、盐、鸡粉、酱油、醋、白糖、香油、植物油各适量

制作方法

1. 土豆洗净，去皮，切成细丝，放入热油锅中略炸，捞出，沥油，将炸好的土豆丝放盘中垫底。
2. 海带、辣椒分别洗净，切成细丝。
3. 锅内入植物油烧热，放入盐、姜末、葱末和辣椒丝稍炒，加入海带丝急火快炒，放入鸡粉、酱油、醋、白糖、香油调味，翻炒均匀，出锅放在炸土豆丝上即可。

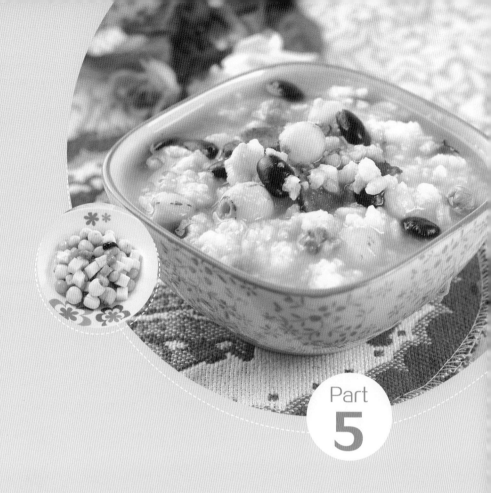

Part
5

药膳

《周礼》中记载了"食医"。

食医主要掌理调配周天子的"六食""六饮""六膳""百羞""百酱"

的滋味、温凉和分量。

食医所从事的工作与现代营养医生的工作类似，

同时书中还涉及了其他一些有关食疗的内容。

《周礼·天官》中还记载了疾医主张用"五味、五谷、五药养其病"。

疡医则主张"以酸养骨，以辛养筋，以咸养脉，以苦养气，以甘养肉，以滑养窍"等。

冬虫夏草

营养功效　冬虫夏草性温，味甘。具有补肺益肾、化痰止咳之功效。可用于久咳虚喘，产后虚弱、阳痿阴冷等虚症。

食用注意　患有各类实证的人、阴虚火旺的人及少年儿童不宜食用。

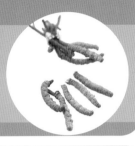

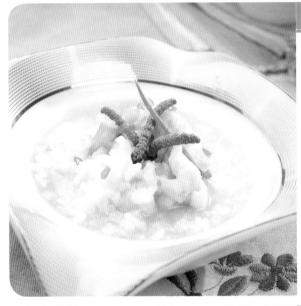

冬虫夏草养生粥

原料

冬虫夏草20克，田鸡肉50克，粳米100克

调料

葱花、盐各适量

制作方法

❶ 田鸡肉洗净，切小块备用。冬虫夏草洗净。粳米淘洗干净。

❷ 取一深锅，加入水、冬虫夏草煮30分钟，捞出冬虫夏草，加入粳米继续煮50分钟，加入田鸡肉再煮10分钟，最后加入盐调味，出锅撒上葱花、冬虫夏草即可。

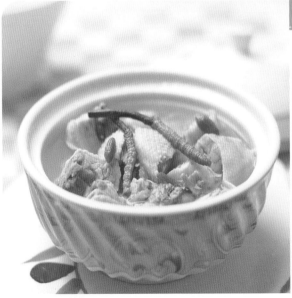

冬虫夏草老鸭汤

原料

冬虫夏草10克，老鸭1只，枸杞10克

调料

葱段、姜片、盐各适量

制作方法

❶ 冬虫夏草洗净。老鸭处理干净、剁块，入沸水中焯一下，捞出用清水冲洗。枸杞洗净。

❷ 往炖锅中加适量清水，放入葱段、姜片、鸭肉块、枸杞，旺火煮沸。

❸ 放入冬虫夏草，改小火炖至鸭肉块熟烂，加入适量盐调味即可。

鹿茸

营养功效

鹿茸可补肾壮阳、益精生血、强筋壮骨，主治肾阳不足、精血亏虚所致的阳痿早泄、宫冷不孕、尿频遗尿以及腰膝酸软等症。

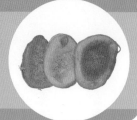

食用注意

服用本品宜从少量开始，缓缓增加，不宜骤用大量，以免阳升风动，头晕目赤，或助火动血，而致鼻出血。

鹿茸蛋花汤

原料

鹿茸4小片，鸡蛋1个

调料

盐适量

制作方法

❶ 鹿茸洗净，用清水浸泡一夜。

❷ 将装有鹿茸的碗（包括浸泡鹿茸的水），放入锅中隔水蒸40分钟。

❸ 鸡蛋打散制成蛋液，放入鹿茸汤中，加入少许盐调味，继续蒸2分钟，出锅即可。

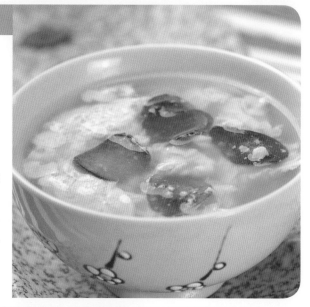

鹿茸粳米粥

原料

鹿茸3~6克，粳米150克

调料

盐适量

制作方法

❶ 将鹿茸烘干，研成细末。粳米淘洗干净，用清水浸泡1小时。

❷ 往砂锅中加入适量清水，放入粳米及泡米的水，旺火煮沸。

❸ 放入鹿茸粉，继续煮至粥熟，加入少许盐调味，出锅即可。

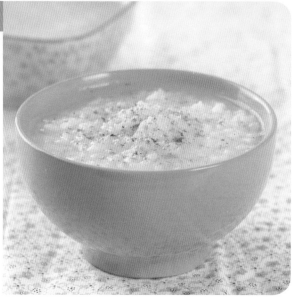

海马

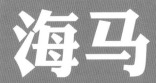

营养功效

海马是补肾作用极强的中药材，可以补肾壮阳、强腰、暖肾，而且海马能通任督，又能活血，所以特别适合肾虚作喘、腰膝酸软的成年人服用。

食用注意

哮喘、肾阳不足、久喘不止、男子阳痿不育、孕妇难产以及跌打损伤后内伤疼痛等病症者适宜食用。

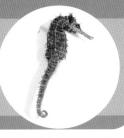

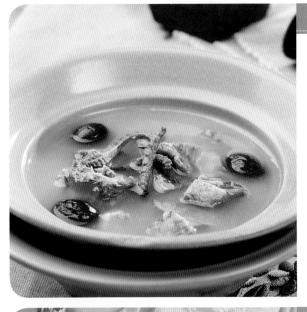

冬虫夏草海马壮阳汤

原料

鹿肉100克，海马30克，冬虫夏草20克，红枣20克

调料

姜片、盐各适量

制作方法

1. 鹿肉洗净，切块，入沸水锅中焯去血污，用流水漂洗。
2. 将海马、冬虫夏草、姜片、红枣洗净，放入瓦锅内，加入适量清水，旺火煮沸后，小火煮2小时，加入盐调味，出锅即可。

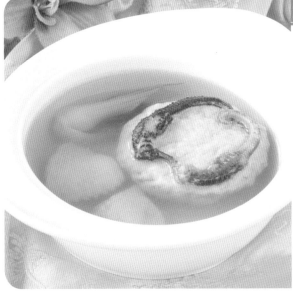

海马鱼丸汤

原料

海马20克，草鱼肉300克，菜心一个

调料

盐、料酒、鸡粉、胡椒粉、香油、蛋清、鸡汤、葱姜水各适量

制作方法

1. 鱼肉洗净，绞成泥子，加入料酒、葱姜水、胡椒粉、盐、鸡粉调味上劲，待用。海马用温水洗净泡发。
2. 往锅中放入鸡汤，加入盐、鸡粉、胡椒粉调味，放入鱼丸，加入海马炖至熟透，加入菜心，淋香油即可。

燕窝

营养功效

燕窝可养阴润燥、益气补中、补虚养胃。现代医学发现，燕窝有延缓人体衰老、延年益寿、补肾的功效，肾阴虚、肾阳虚患者均可食用。

食用注意

一般人群均可食用。尤其适宜老人、体质虚弱者、产后或哺乳期女性。儿童及肺胃虚寒、腹泻患者不宜食用；湿热者不宜多用。

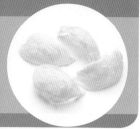

雪梨燕窝汤

原料

燕窝3克，雪梨1个

调料

冰糖适量

制作方法

1. 梨洗净，去皮，切成两半，去核，切成片。
2. 燕窝发好，洗净，与冰糖一起放入碗内。蒸锅倒入适量清水，用旺火烧开，将装燕窝的碗放入蒸锅中，隔水蒸至燕窝熟烂，出锅即可。

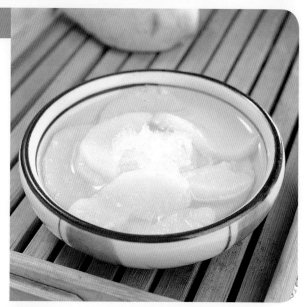

银燕雪蛤汤

原料

银耳、燕窝、雪蛤各5克，枸杞3克

调料

冰糖适量

制作方法

1. 银耳发好，洗净，撕成小朵。燕窝发好，洗净。雪蛤发好，择去杂质，切成小块。冰糖熬成汁液。枸杞洗净。
2. 将银耳、燕窝、雪蛤、枸杞放入炖锅内，加入清水旺火烧沸，转小火炖30分钟，放入冰糖汁即可。

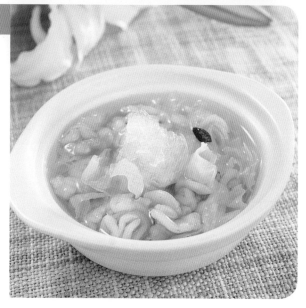

杜仲

营养功效

杜仲可补肝肾、强筋骨、安胎。适用于肝肾不足、腰膝酸痛、筋骨无力、头晕目眩、妊娠漏血、胎动不安。

食用注意

中老年人肾气不足、腰膝酸痛、腿脚软弱无力、小便余沥者宜食。体质虚弱、肾气不固、习惯性流产者保胎时宜食。

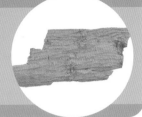

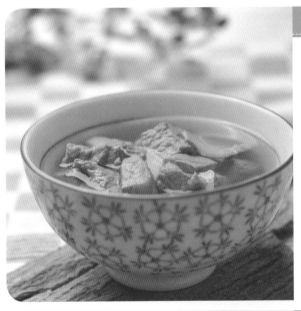

杜仲炖羊肉

原料

羊肉400克，杜仲20克

调料

葱段、姜片、料酒、盐各适量

制作方法

❶ 杜仲洗净，加清水浸泡30分钟。将杜仲及浸泡的水一起放入砂锅中煎煮，去渣，留汁备用。羊肉洗净，入沸水锅中焯水，捞出，切成小块。

❷ 往锅中加水，放入羊肉块、葱段、姜片、料酒煮沸，慢炖至羊肉熟烂，倒入杜仲汁，加盐调味即可。

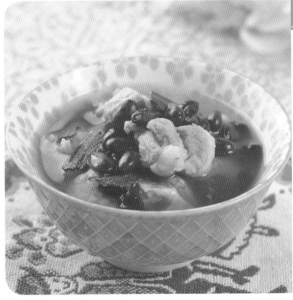

杜仲黑豆排骨汤

原料

杜仲10克，黑豆100克，排骨300克

调料

葱段、姜片、盐、植物油各适量

制作方法

❶ 排骨洗净，切块，放入沸水锅中汆烫。杜仲、黑豆分别洗净。

❷ 锅入植物油烧热，入葱段、姜片爆香，放排骨块稍炒，倒入砂锅中。

❸ 加入适量清水，放入杜仲、黑豆旺火煮沸，改小火炖至排骨熟烂，加入适量盐调味，出锅即可。

仲续海参羹

原料

杜仲20克，续断10克，水发海参、鸡蛋各2个

调料

盐、芝麻油各适量

制作方法

① 杜仲、续断洗净，放入砂锅内，加水煎煮，取浓缩药液20毫升，倒入碗内晾凉。

② 将水发海参洗净，放入药液内，打入鸡蛋，加入水、盐、芝麻油打匀，放入蒸笼，用旺火蒸20分钟即可。

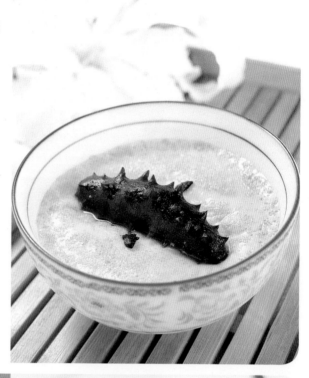

牛膝杜仲汤

原料

牛膝15克，杜仲15克，车前子30克，黑豆150克，红枣适量

调料

盐、鸡汤各适量

制作方法

① 将牛膝、杜仲、车前子洗净，放入锅中，加入适量水煎煮，取150毫升药液备用。

② 将黑豆、红枣洗净，放入开水焯烫，放入鸡汤中煮烂，加入之前煎好的药液，改用小火煮片刻，用盐调味即可。

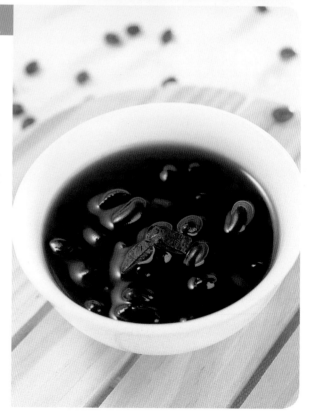

锁阳

营养功效

锁阳是补肾的药材中最常使用的一味药，其所含成分作用于丘脑垂体、肾上腺皮质等分泌器官，可缓解肾阴虚患者的肾功能障碍。

食用注意

泄泻及阳易举而精不固者忌食锁阳。大便滑、精不固、火盛便秘、心虚气胀等患者皆禁用锁阳。

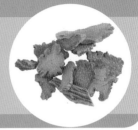

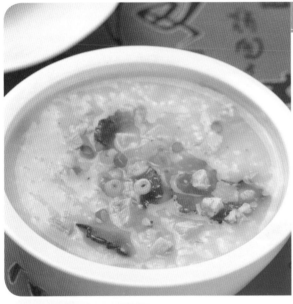

锁阳羊肉粥

原料

锁阳10克，羊肉、粳米各100克

调料

葱花、姜末、盐各适量

制作方法

1. 锁阳洗净，切成薄片。羊肉洗净，切成小块。粳米淘洗干净。
2. 往砂锅中加适量清水，放入锁阳、羊肉、粳米、葱花、姜末旺火煮沸。
3. 改小火熬煮成粥，加少许盐调味，出锅即可。

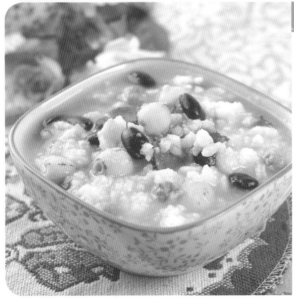

锁阳补肾粥

原料

锁阳15克，黑豆30克，莲子、核桃仁各15克，粳米100克

调料

冰糖适量

制作方法

1. 黑豆洗净，泡软。莲子去芯洗净。核桃仁捣碎。锁阳洗净，用纱布包好。粳米洗净。
2. 往砂锅中加适量清水，放入粳米、黑豆、莲子、药包一起煮熟，去掉药包，撒核桃仁，加冰糖调味即可。

补骨脂

营养功效

补骨脂可温肾助阳、纳气、止泻。适用于阳痿遗精、遗尿尿频、腰膝冷痛、肾虚作喘、五更泄泻；外用治白癜风，斑秃。芳香性中药。

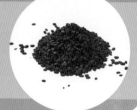

食用注意

《本草经疏》中记载，凡病阴虚火动，梦遗，尿血，小便短涩及目亦口苦舌干，大便燥结，内热作渴，火升目赤，皆不宜服。

补骨脂猪腰汤

原料

补骨脂10克，猪腰1个

调料

盐适量

制作方法

1. 补骨脂洗净。猪腰处理干净，切成小块。
2. 往砂锅中加入适量清水，放入补骨脂、猪腰块，旺火煮沸。
3. 改小火炖至猪腰熟，放少许盐调味，出锅即可。

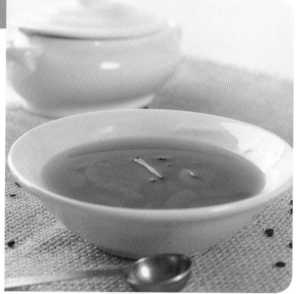

山药补骨脂粥

原料

山药50克，补骨脂10克，粳米100克

调料

盐适量

制作方法

1. 山药去皮，洗净，切块。补骨脂洗净。粳米淘洗干净。
2. 往锅中加入适量清水，放入山药块、补骨脂、粳米一起煮粥。
3. 粥熟后，加入少许盐调味，出锅即可。

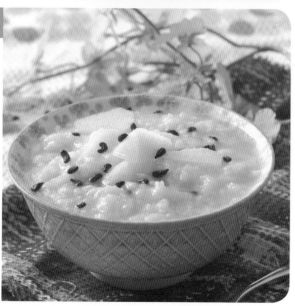

枸杞

营养功效

枸杞能够滋补肝肾、益精明目和养血，适用于腰膝酸软、消渴、遗精等症，适宜肾虚患者服用。

食用注意

烹制枸杞时间不宜过长，以免大量营养成分流失。枸杞也不宜长时间清洗，以免营养成分流失，建议用温水洗。

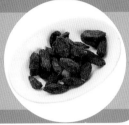

枸杞粥

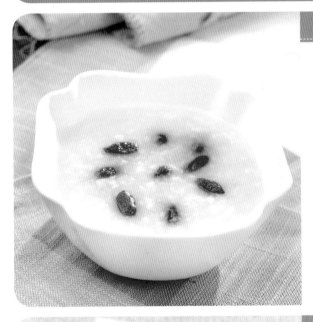

原料

枸杞30克，粳米100克

调料

白糖适量

制作方法

1. 枸杞放入温水中浸泡，洗净。粳米拣去杂质，淘洗干净。

2. 净砂锅置火上烧热，倒入粳米、枸杞，加入适量清水用旺火烧开，转小火慢慢熬煮成粥，加入适量白糖调味，出锅即可。

枸杞木瓜粥

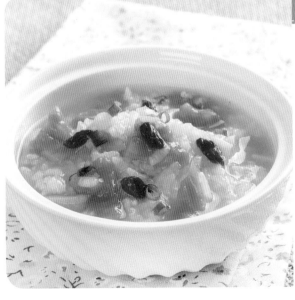

原料

木瓜100克，糯米200克，枸杞20克

调料

葱花、白糖各适量

制作方法

1. 糯米洗净，用清水浸泡。枸杞洗净。木瓜切开取果肉，切成小块。

2. 锅置火上，放入糯米，加入适量清水煮至八成熟，放入木瓜块、枸杞煮至米烂，加入白糖调匀，撒上葱花即可。

鸡肉枸杞萝卜粥

原料

白萝卜50克，鸡脯肉30克，粳米50克，枸杞适量

调料

盐、葱花各适量

制作方法

1. 白萝卜洗净去皮，切块。枸杞洗净。鸡脯肉洗净，切丝。粳米淘净，泡好。

2. 将粳米放入锅中，倒入水，武火烧沸，下入白萝卜块、枸杞，转中火熬煮至米粒软散。

3. 下入鸡脯肉丝，将粥熬至浓稠，加盐调味，出锅装碗，撒上葱花即可。

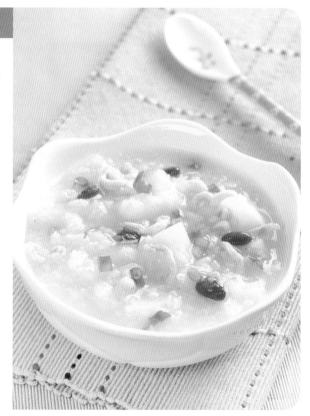

猪腰枸杞粳米粥

原料

猪腰100克，枸杞、白茅根各20克，粳米200克

调料

葱花、盐各适量

制作方法

1. 猪腰洗净，去腰臊，切花刀。白茅根洗净，切段。枸杞洗净。粳米淘净，泡好。

2. 锅入适量水，下入粳米，旺火煮沸，下入白茅根、枸杞中火熬煮，待米粒开花，放入猪腰，转小火，待猪腰熟透，加入盐调味，撒上葱花即可。

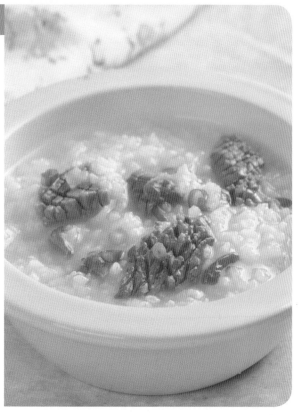

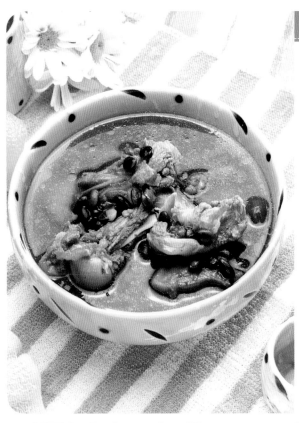

枸杞羊骨黑豆汤

原料

羊骨250克，红枣20枚，枸杞15克，黑豆30克

调料

盐适量

制作方法

① 羊骨洗净，砸碎，下沸水锅汆水，捞出。

② 枸杞放入温水中浸泡，洗净。红枣、黑豆挑去杂质，放入清水中浸泡2小时，洗净。

③ 净锅置火上烧热，放入黑豆，倒入适量清水用旺火烧开，加入羊骨块、枸杞、红枣，转小火煮至烂熟，加入盐调味，出锅即可。

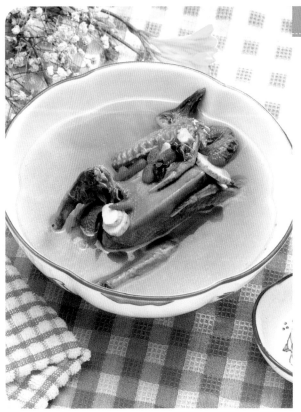

枸杞山药煲肉鸽

原料

肉鸽1只，枸杞、山药各50克，玫瑰花10克

调料

盐、酱油、黄酒、芝麻油各适量

制作方法

① 枸杞放入温水中浸泡，洗净。山药去皮，洗净，切成片。玫瑰花洗净。

② 肉鸽处理干净。

③ 取高压锅，加入适量清水，放入肉鸽、枸杞、山药块旺火烧开，加入盐、酱油、黄酒调味，煲熟后淋入芝麻油，出锅即可。

枸杞枣豆汤

原料

枸杞、红枣、黑豆各160克

调料

盐适量

制作方法

① 黑豆洗净，用清水浸泡24小时。枸杞洗净。红枣去核，洗净备用。

② 将红枣、黑豆、枸杞放入砂锅。

③ 加入适量清水，以文火煨煮至黑豆熟，加适量盐调味即可。

保健功效

红枣皮中营养丰富，炖汤适宜连皮一起烹制，但应去除枣核。红枣虽好，但吃多了会胀气。

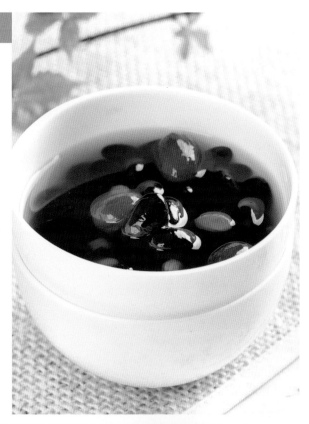

枸杞生地羊肾汤

原料

羊肾350克，生地黄、杜仲、核桃仁、枸杞各适量

调料

植物油、姜片、盐各适量

制作方法

① 羊肾洗净，从中间切为两半，除去白色脂膜，再次洗干净，切片。

② 将核桃仁浸于沸水中片刻，捞出除去表皮。生地黄、枸杞冲洗干净。

③ 锅入油烧热，放入羊肾片，加姜片翻炒片刻，加水适量，放入枸杞、生地黄、核桃仁、杜仲，加盐调味，烧开后改文火将羊肾炖至熟烂即可。

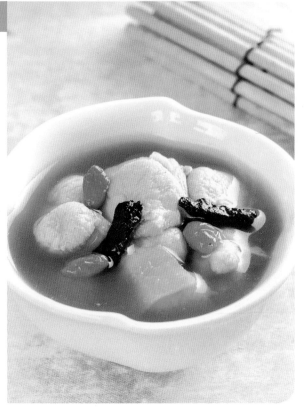

莲子

营养功效

莲子具有清热、明目、补中养神、止泻固精、益肾涩精的功效。从临床应用上看，莲子适用于心火亢盛所致失眠烦躁、吐血遗精等症状。

食用注意

莲子最忌受潮受热，受潮容易虫蛀，受热则莲芯的苦味会渗入莲肉，因此，莲子应存于干爽处。孕妇非临产或难产之际，切勿服食。

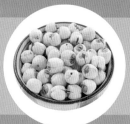

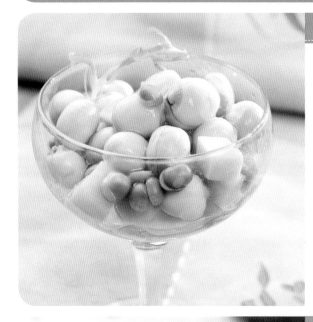

白蘑烧莲子

原料

莲子150克，白蘑40克，豌豆15克

调料

冰糖、鲜汤、水淀粉各适量

制作方法

① 豌豆洗净，煮熟。白蘑洗净，切丁。莲子洗净，去芯。

② 净炒锅置火上，倒入鲜汤，旺火烧开，放入莲子、冰糖、白蘑烧开，再加入豌豆煮开，用水淀粉勾薄芡，起锅装盘即可。

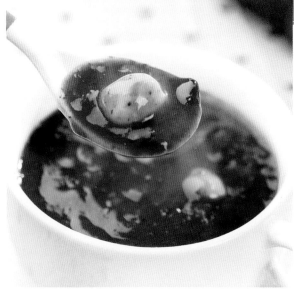

莲子百合红豆沙

原料

红豆300克，莲子100克，干百合50克

调料

陈皮、冰糖各适量

制作方法

① 红豆、莲子、干百合、陈皮洗净，用清水浸泡2小时，放入清水锅中旺火煮开。

② 开锅后改小火煮2小时，再用旺火煮30分钟，待红豆起沙时加入冰糖，煮10分钟，至冰糖完全溶化即可。

红枣莲子粳米粥

原料

红枣10克，莲子30克，粳米150克

调料

红糖适量

制作方法

1. 红枣洗净，去核。莲子入温水中浸泡，去芯。粳米拣去杂质，淘洗干净，浸泡1小时。

2. 净锅上火，加入清水适量，下入粳米、莲子，旺火烧沸，放入红枣，转小火炖煮40分钟，加入红糖调味，稍煮至红糖完全溶化，出锅即可。

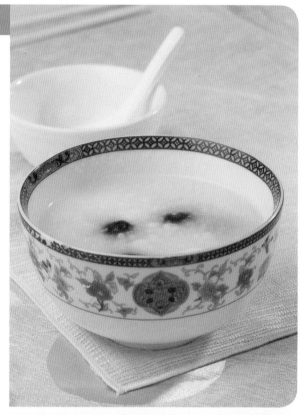

蜜汁三宝

原料

红枣、花生、莲子各100克

调料

蜂蜜、白糖各适量

制作方法

1. 莲子浸泡后去核。红枣洗净，去核。花生浸泡后去皮。

2. 取一只碗，放入红枣、莲子、花生，加入白糖拌匀，放入蒸锅中蒸熟。

3. 净炒锅置火上，加入白糖，放入清水熬制，然后加入适量蜂蜜混合熬成糖汁，再将蒸好的红枣、莲子、花生放入锅内浸泡至晾凉，装入盘中即可。

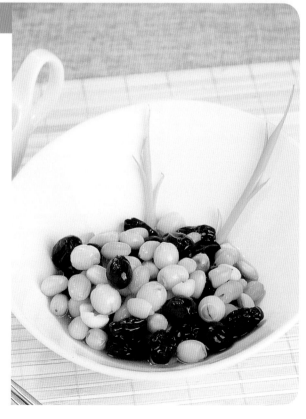

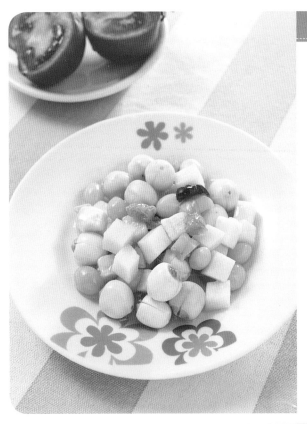

八宝莲子

原料

莲子50克，银杏、板栗、橘饼、苹果、橘子、香蕉、蜜枣各25克

调料

白糖、水淀粉各适量

制作方法

1. 板栗剥去外皮，切成丁。橘饼、蜜枣切丁。
2. 苹果、橘子、香蕉分别洗净，去皮，切小方丁。
3. 净锅置火上，倒入适量清水，放入莲子、银杏、板栗丁、橘饼丁、苹果丁、橘子丁、香蕉丁、蜜枣丁，加入白糖调味，旺火烧沸后用水淀粉勾芡，拌炒均匀，出锅装盘即可。

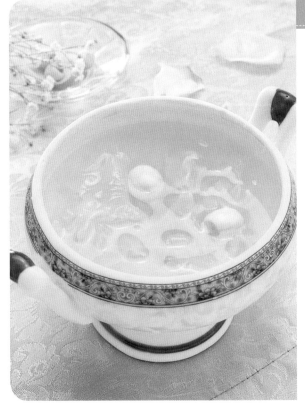

银耳莲子羹

原料

银耳、莲子各30克，百合50克

调料

冰糖适量

制作方法

1. 银耳放入清水中泡发，洗净，撕成小朵。莲子洗净，去芯。
2. 将百合拣去杂质，放入清水中浸泡，洗干净。
3. 净锅置火上烧热，倒入适量清水用旺火烧开，加入莲子、百合煮沸片刻，加入银耳转小火煮至浓稠，加入适量冰糖调味，稍煮至冰糖完全溶化，出锅即可。

百合莲子豆浆

原料

百合、莲子、银耳各10克，绿豆40克

调料

冰糖适量

制作方法

① 百合、莲子用开水浸泡至发软，莲子煮熟。将银耳洗净，用温水浸泡至发软，撕成小朵。

② 将绿豆浸泡6~16小时，捞出，洗净。冰糖研磨成冰糖碎末。

③ 将绿豆、百合一并装入豆浆机网罩内，往杯体内加入适量清水，启动机器，搅打10~20分钟至成浆，用过滤网过滤、去渣，放入银耳块、熟莲子，加入适量冰糖碎末调味，饮用即可。

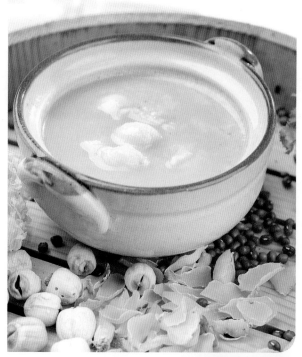

红枣莲子浆

原料

红枣15克，莲子15克，黄豆50克

调料

白糖适量

制作方法

① 黄豆拣去杂质，浸泡6~16小时，捞出，洗净。莲子去芯，泡至发软。红枣洗净，去核。

② 将红枣、莲子肉、黄豆一并装入豆浆机网罩内，往杯体内加入清水，启动豆浆机干湿豆档位，搅打10分钟后成浆。

③ 趁热往杯体内加入白糖，搅匀，盛出，用过滤网过滤、去渣，饮用即可。

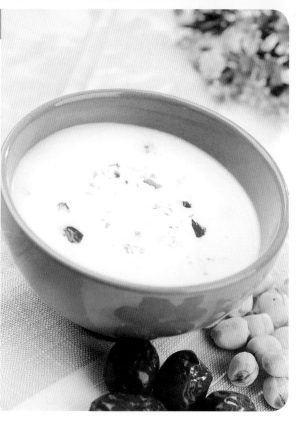

芡实

营养功效

芡实性平，味甘、涩，归脾、肾经，不仅具有补肾作用，而且对身体五脏具有保健功效，生活中男女都适用。

食用注意

芡实分生用和炒用两种。生芡实以补肾为主，而炒芡实以健脾开胃为主。芡实无论生食还是熟食，一次切忌食之过多，否则难以消化。

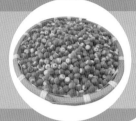

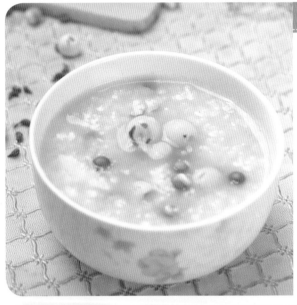

芡实莲子粥

原料

芡实100克，粳米100克，莲子30克

调料

冰糖适量

制作方法

1. 芡实、莲子分别洗净。粳米洗净，用清水浸泡30分钟。

2. 往砂锅中加适量清水，放入芡实、莲子、粳米，旺火煮沸，改小火熬煮成粥。

3. 粥熟后，加入适量冰糖调味，稍煮至冰糖完全溶化即可。

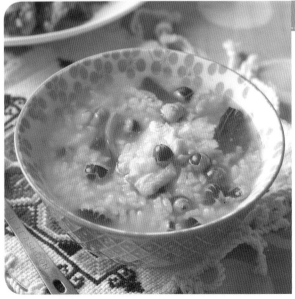

芡实鸡肉粥

原料

芡实、鸡脯肉各50克，粳米100克，菜心20克

调料

盐适量

制作方法

1. 芡实、菜心分别洗净。粳米淘洗干净。鸡脯肉处理干净，切成薄片。

2. 往砂锅中加水、芡实、粳米、鸡脯肉片，旺火煮沸，改小火熬煮成粥。

3. 粥将熟时，放入菜心稍煮，加入适量盐调味，出锅即可。

芡实莲子沙虫汤

[原料]

芡实、莲子各30克，沙虫干60克，猪瘦肉250克

[调料]

生姜片、盐各适量

[制作方法]

1. 先把沙虫干放进锅内，微火略炒，去沙囊，用清水洗净，浸泡30分钟。莲子去芯和芡实一起洗净，亦浸泡30分钟。

2. 猪瘦肉洗净，切小块，然后将猪瘦肉、沙虫、莲子、芡实、生姜片一起放入瓦煲内，加入清水2500毫升(约10碗水量)，用旺火煲沸后，改为小火煲2个小时，加入适量盐调味，出锅即可。

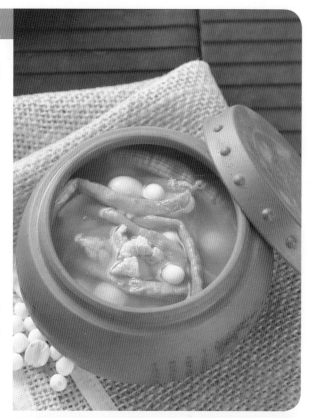

芡实瘦肉汤

[原料]

芡实40克，猪瘦肉100克

[调料]

葱、姜、盐各适量

[制作方法]

1. 芡实洗净，备用。猪瘦肉处理干净，切成薄片。葱洗净，切成葱花。姜洗净，切成薄片。

2. 净砂锅置火上烧热，加入适量清水，放入处理好的芡实、猪瘦肉片、葱花、姜片，旺火煮沸，改小火慢炖。

3. 至猪瘦肉片熟烂，加入少许盐调味，出锅即可。

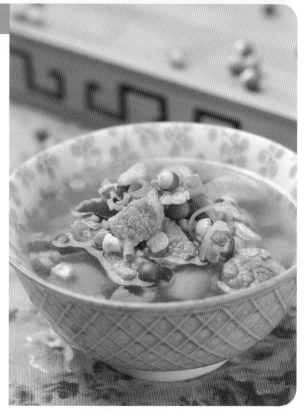

金樱子

营养功效

金樱子味酸、甘、涩，性平，归肾、膀胱、大肠经。具有固精缩尿、涩肠止泻、缩尿止遗、止咳平喘、抗痉挛等功效。

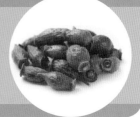

食用注意

有实火、邪热者忌用，因金樱子具有收敛特性。食用金樱子时不宜与黄瓜、猪肝一同食用。感冒期间或发热的病人不宜食用。

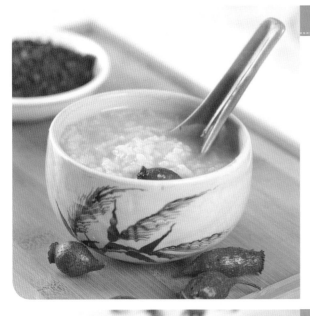

金樱子粥

原料

金樱子15克，粳米100克

调料

白糖适量

制作方法

❶ 金樱子洗净，放入砂锅中加入适量清水煎煮，去渣，留汁，备用。粳米淘洗干净。

❷ 往砂锅中加入适量清水及金樱子汁，放入粳米，熬煮成粥。

❸ 粥熟后，加入适量白糖调味，出锅即可食用。

金樱子蜂蜜饮

原料

金樱子20克

调料

蜂蜜适量

制作方法

❶ 金樱子洗净，放入砂锅中加入适量清水煎煮，去渣，留汁。

❷ 将煎好的金樱子汁倒入杯中，放凉至30℃，加入适量蜂蜜调匀即可。

保健功效

此饮可固肾缩尿、涩精止带。

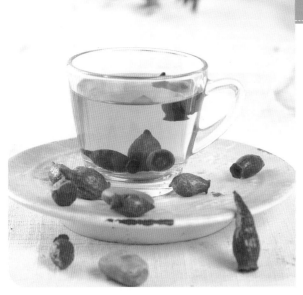

五味子

营养功效

五味子是兼具精、气、神三大补益的少数药材之一。具有润肺、滋阴、止汗、涩精药的功效，对肾阴虚有食疗作用。

食用注意

五味子有小毒，不宜长期服用，尤其是在感冒期间、咳嗽初起、有内热时是不能服用的。

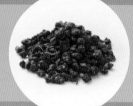

五味子炖蛋

原料

五味子10克，鸡蛋2个

制作方法

① 五味子洗净，入沸水中焯烫。

② 往砂锅中加适量清水，放入五味子，旺火煮沸。

③ 将鸡蛋打入沸水中，继续煮至蛋熟，吃蛋喝汤即可。

保健功效

此药膳不仅能补益心、肺、肾，还是失眠、健忘、心悸者的好选择。

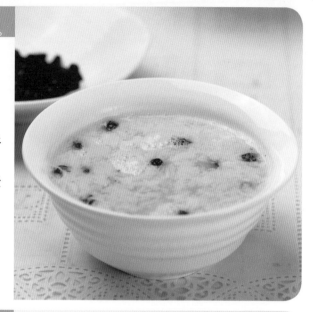

五味子冰糖饮

原料

五味子10克

调料

冰糖适量

制作方法

① 五味子洗净，放入沸水锅中焯烫，捞出，沥干水分。

② 将五味子放入杯中，倒入沸水，加盖焖5分钟。

③ 加入适量冰糖调味，继续加盖焖5分钟左右，至冰糖完全溶化，即可饮用。

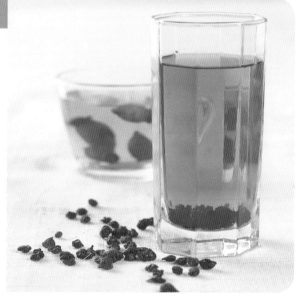

生地黄

营养功效 生地黄性寒，有凉血清热、滋阴补肾、生津止渴的功效，适用于咽喉燥痛等症状。由生地黄为主的六味地黄丸就是补肾良药。

食用注意 胸膈有痰、胃寒食少、脾虚泄泻者应谨慎食用。

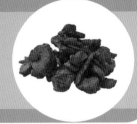

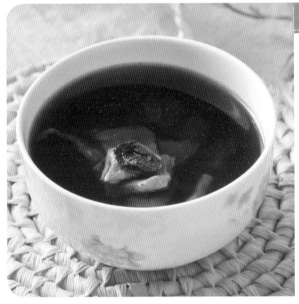

生地黄瘦肉汤

原料

生地黄50克，枸杞10克，猪瘦肉200克

调料

姜片、盐各适量

制作方法

1. 生地黄、枸杞分别洗净。猪瘦肉洗净，切成片。
2. 往砂锅中加入适量清水，放入生地黄、枸杞、猪瘦肉、姜片旺火煮沸，改小火慢炖。
3. 至猪瘦肉熟烂后，加入适量盐调味，出锅即可。

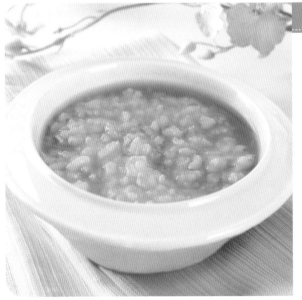

生地黄粥

原料

生地黄10克，粳米100克

调料

冰糖适量

制作方法

1. 生地黄洗净，放入砂锅中加入适量清水熬煮，去渣，留汁，备用。
2. 粳米拣去杂质，淘洗干净，加入适量清水煮成粥。
3. 待粥熟后，倒入生地黄汁，稍煮，加入冰糖调味，继续煮至冰糖完全溶化，出锅即可。

鲜生地黄山药粥

[原料]

鲜生地黄250克，山药100克，粳米50克

[调料]

冰糖适量

[制作方法]

1. 鲜生地黄洗净，切碎，放入砂锅中，加入适量水，煎煮30分钟，取浓汁，再加适量水复熬一次，两次共取药汁约200毫升。冰糖研磨成碎末。

2. 山药洗干净，去皮，放入蒸锅中蒸至熟烂，取出，压成山药泥，备用。

3. 将粳米淘洗干净，熬成白粥，趁热掺入生地黄汁、山药泥搅匀，加入冰糖碎末调味即可。

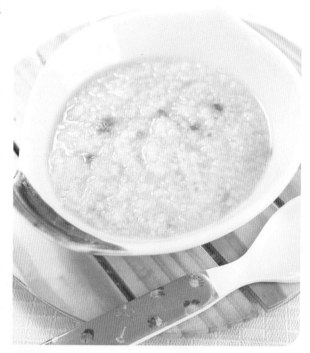

红烧板栗淮山药

[原料]

板栗20粒，山药15克，生地黄10克，鸡肉、冬菇各50克

[调料]

盐、植物油各适量

[制作方法]

1. 板栗去壳和薄膜。冬菇去蒂，泡发，洗净。山药洗净，去皮，切片。鸡肉洗净，切片，备用。生地黄洗净。

2. 净炒锅置火上烧热，倒入植物油烧至八成热，放入山药片、冬菇、板栗稍炒，再加入生地黄、鸡肉片，倒入适量清水煮至板栗熟软，最后加入少许盐调味，出锅即可。

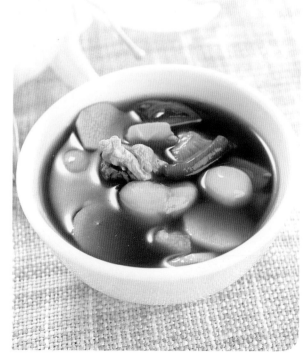

当归

营养功效 当归有补血养阴、调经止痛、润肠通便、壮阳补肾的作用，可调节机体免疫力功能，肾阴虚、肾阳虚患者均宜食用。

食用注意 当归辛香走窜，月经过多、有出血倾向、阴虚内热、大便溏泻者均不宜服用。否则会加重出血、腹泻等症状。

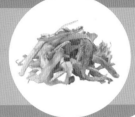

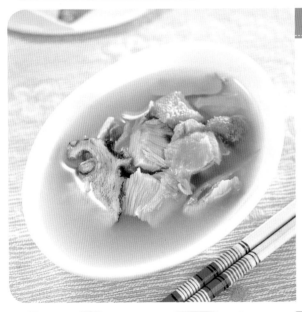

当归玉竹牛肚

原料
牛肚300克，玉竹20克，桃仁3克，当归10克

调料
生姜片、盐各适量

制作方法

❶ 牛肚洗净，切块。桃仁用开水烫片刻，剥去膜衣。玉竹、当归洗净。

❷ 将牛肚块、桃仁、玉竹、当归、生姜片一起放入砂锅内，加入适量清水，用旺火烧开，转小火煮3小时，加入盐调味，出锅即可。

当归红枣粳米粥

原料
当归20克，粳米50克，红枣5枚

调料
白糖适量

制作方法

❶ 将当归洗净，装入砂锅内，用约600毫升温水浸泡10分钟，然后煎熬两次，过滤药液，合并再两次煎至药液剩150毫升左右。

❷ 将粳米、红枣、白糖加入药液中，再加300毫升水，煮至米烂粥稠即可。

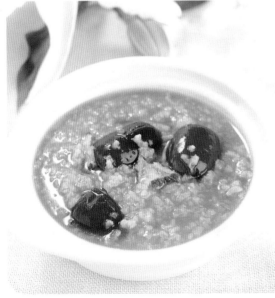

羊骨炖芸豆

原料

羊骨400克，芸豆100克，当归、党参各30克，女贞子15克

调料

葱段、姜片、盐、料酒、白糖、胡椒粉各适量

制作方法

1. 芸豆择洗干净，切长段。羊骨剁成段，入沸水锅中焯透，捞出，洗净血污，沥干水分。当归、党参、女贞子洗净。

2. 往砂锅内加入适量清水，下入当归、党参、女贞子小火熬浓，捞出药料，下入羊骨、葱段、姜片、料酒小火炖至九成烂。

3. 下入芸豆段，加入盐、白糖、胡椒粉调味，炖至熟透即可。

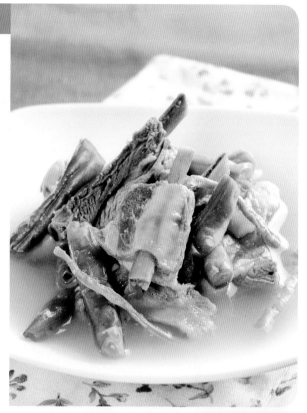

海参当归汤

原料

水发海参500克，当归30克，百合20克枸杞10克

调料

姜丝、盐、胡椒粉、高汤、植物油各适量

制作方法

1. 将水发海参从腹下开口取出内脏，洗净。往锅内倒入高汤，放入海参，上火煮50分钟左右，捞起备用。百合、枸杞、当归洗净，备用。

2. 净锅置火上烧热，倒入植物油烧至八成热，放入姜丝爆香，加入足量的清水和当归，旺火煮沸。

3. 加入百合、枸杞、海参一起旺火煮5分钟，加入盐、胡椒粉调味，出锅即可。

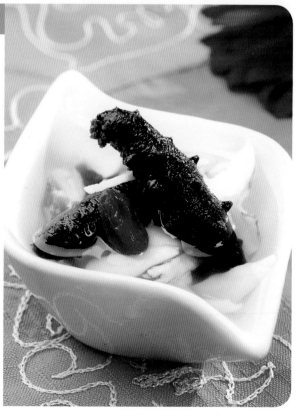

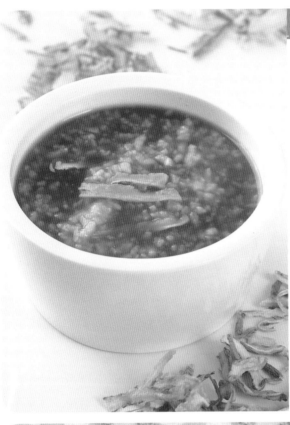

当归粥

[原料]

当归10克，粳米100克

[调料]

红糖适量

[制作方法]

1. 当归洗净，放入砂锅中，加适量清水煎煮，去渣留汁备用。

2. 粳米洗净，加适量清水煮粥，粥沸腾后，加入当归液。

3. 至粥熟后，加适量红糖调味即可。

[保健功效]

此药膳可行气养血、活血止痛、养护肝肾。

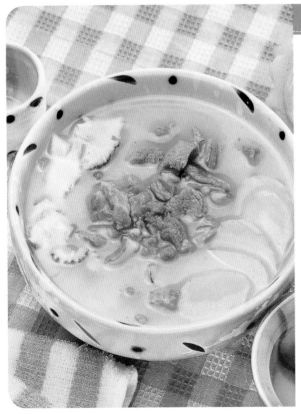

当归生姜炖羊肉

[原料]

羊肉250克，当归30克

[调料]

生姜、盐、鸡粉、黄酒各适量

[制作方法]

1. 羊肉撕去筋膜，处理干净，切块。生姜去皮，洗净，切片。当归放入清水中浸泡，洗干净。

2. 净锅置火上烧热，倒入适量清水烧开，将处理好的羊肉块、当归、生姜片一同放入锅中，加入适量清水旺火烧开，转小火慢慢炖汤，煮熟时加入盐、鸡粉、黄酒调味，出锅装盘即可。

当归蒸鸭

原料

嫩肥鸭1只，当归30克，白术15克，茯苓20克，油菜叶10克

调料

葱段、姜片、盐、绍酒、鲜汤、鸡粉各适量

制作方法

1. 活鸭处理干净，放入沸水锅中氽水，捞出，洗净血污。

2. 当归、白术、茯苓切片，用纱布袋包好，装入鸭腹中，置大蒸碗内，加入葱花、姜片、绍酒、鲜汤、油菜叶，用湿绵纸封住碗口，上笼旺火蒸2小时，去纸、葱段、姜片，并取出鸭腹内的药料撒在鸭身上，加入盐、鸡粉调味，出锅装盘即可。

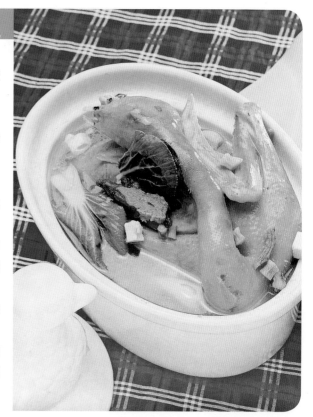

当归羊肉煲

原料

羊肉250克，当归30克，菜心10克

调料

生姜15克，盐、鸡粉各适量

制作方法

1. 当归、菜心分别洗净，备用。羊肉处理干净，切成大块。生姜去皮，洗净，切成片。

2. 净锅置火上烧热，倒入适量清水烧开，将处理好的当归、羊肉块、姜片放同一容器中，再放入锅中隔水炖煮20分钟左右，至羊肉熟烂，加入盐、鸡粉调味，转小火稍炖至入味，出锅装入瓦罐中，装饰菜心即可。

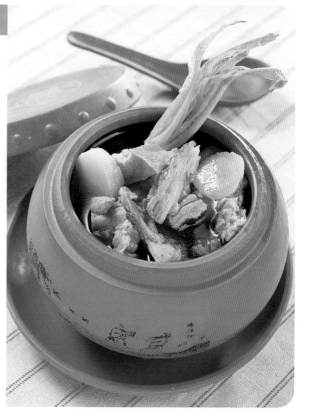

黄精

营养功效

黄精以根茎入药，具有补气养阴、健脾、润肺、益肾的功效。适用于脾胃虚弱、体倦乏力、口干食少、肺虚燥咳、精血不足、内热消渴等症。

食用注意

脾虚、湿滞便溏、咳嗽痰多者不宜食用。

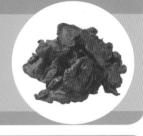

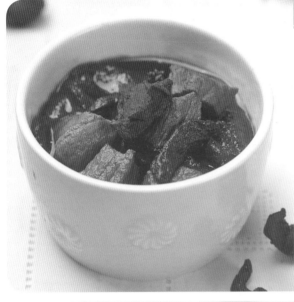

黄精炖猪肉

原料

黄精30克，猪肉200克

调料

葱段、姜片、料酒、胡椒粉、盐各适量

制作方法

❶ 黄精洗净，切片。猪肉洗净，切块。

❷ 往锅中加水、黄精、猪肉、葱段、姜片、料酒、盐煮沸，改小火炖至猪肉熟烂，拣去葱段、姜片，加胡椒粉调味即可。

保健功效

适合肾虚精亏、肺胃阴虚者食用。

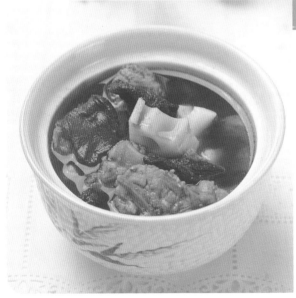

鲜藕黄精排骨汤

原料

黄精30克，鲜莲藕150克，排骨300克

调料

葱段、姜片、胡椒粉、料酒、米醋、盐各适量

制作方法

❶ 黄精洗净，切片。排骨洗净，切块。鲜莲藕洗净，去外皮，切成条。

❷ 往锅中加适量清水，放入黄精、排骨、鲜莲藕及葱段、姜片、料酒、米醋、盐大火煮沸，改小火炖至排骨熟烂，拣去葱段、姜片，加胡椒粉调味即可。

桑寄生

营养功效 桑寄生具有补肝肾、强筋骨、祛风湿、安胎等功效。适用于腰膝酸痛、筋骨痿弱、肢体偏枯、风湿痹痛、胎动不安、崩漏下血。

食用注意 根据炮制方法的不同分为桑寄生、酒桑寄生，炮制后贮干燥容器内，酒桑寄生密闭，置通风干燥处，防蛀。

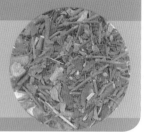

桑寄生煲鸡蛋

原料

桑寄生15克，鸡蛋2个

制作方法

① 桑寄生、鸡蛋分别洗净。

② 往砂锅中加适量清水，放入桑寄生、鸡蛋煮熟，捞出去壳，再放入砂锅中煮10分钟即可。

保健功效

这款药膳制作简单，有滋阴润燥、补脾养血、强筋壮骨的功效，不仅适合肾阴虚者食用，也适合孕妇安胎滋补。

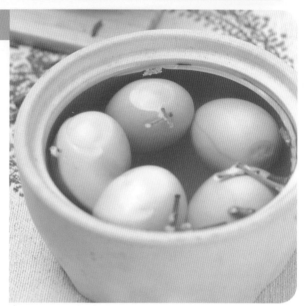

桑寄生黑豆腰片汤

原料

桑寄生10克，黑豆20克，猪腰1只

调料

姜片、盐各适量

制作方法

① 桑寄生、黑豆分别洗净；猪腰处理干净，洗净切片。

② 往砂锅中加适量清水，放入桑寄生、黑豆、猪腰及姜片。

③ 大火煮沸，改小火炖2小时，加少许盐调味即可。

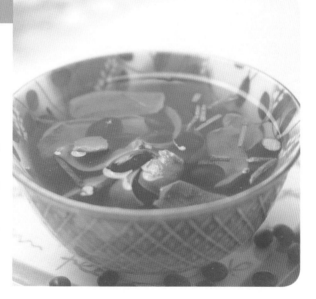

何首乌

营养功效

何首乌有补肝肾、益精血、强筋骨、乌发、止带等功效。适用于血虚、头昏目眩、肝肾精血亏虚、腰膝酸软、须发早白等症状。

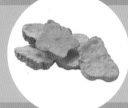

食用注意

建议有肝病史或者其他严重疾病的患者，需在医生指导下服用该类药物。用药前（包括使用中草药制剂）请咨询医生或药师以确保得到合理的治疗。

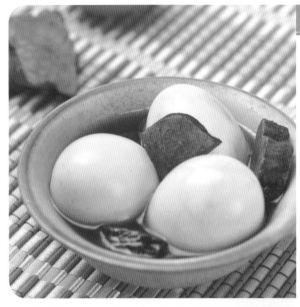

何首乌煲鸡蛋

原料

何首乌50克，鸡蛋2个

制作方法

1. 何首乌、鸡蛋分别洗净。
2. 往砂锅中加入适量清水，放入何首乌、鸡蛋同煮。
3. 鸡蛋煮熟后，剥去外壳，再次放进砂锅中煮5分钟即可。

保健功效

此药膳可用于血虚体弱、头晕眼花、须发早白、脱发过多、遗精、白带过多等症，尤其适于虚不受补的患者。

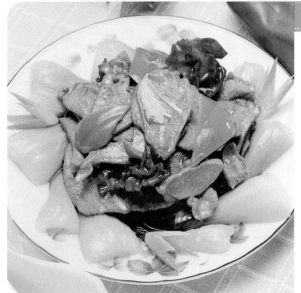

何首乌炒肝片

原料

何首乌20克，猪肝250克，水发黑木耳、青椒片各25克，净油菜叶40克

调料

盐、酱油、料酒、花生油各适量

制作方法

1. 猪肝处理干净，切成薄片。何首乌洗净，放入砂锅中，加水煮成浓汁，加酱油、盐、料酒拌匀。
2. 锅入花生油烧热，放入猪肝炒至八成熟，倒入何首乌汁炒匀，加入油菜叶、黑木耳、青椒片炒熟即可。

何首乌海参红枣汤

原料

何首乌20克，水发海参60克，红枣适量

调料

盐适量

制作方法

1. 何首乌、红枣分别放入清水中洗干净，备用。
2. 水发海参，洗净。
3. 净砂锅置火上烧热，倒入适量清水用旺火烧开，将洗净的何首乌、红枣一起放入锅中，旺火烧开，转小火慢慢煎煮成药汁，过滤，去渣，加入水发海参，用小火炖煮至海参熟透，加盐调味出锅，装盘即可。

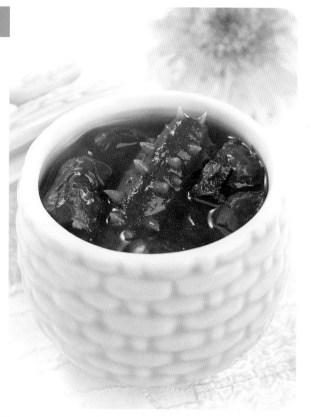

何首乌鸡蛋羹

原料

鸡蛋3个，鸡肉100克，何首乌10克

调料

葱花、姜末、料酒、盐各适量

制作方法

1. 何首乌洗净，切丝，放入纱布袋封口。鸡肉洗净，剁成泥。鸡蛋磕入碗中，加盐打匀。
2. 锅置旺火上，放入何首乌，倒入清水，用文火煮1小时，捞出何首乌留汁。
3. 将何首乌汁加鸡蛋液，放入鸡肉泥、姜末，加入盐、料酒搅匀，上笼屉蒸10分钟至熟，取出撒上葱花即可。

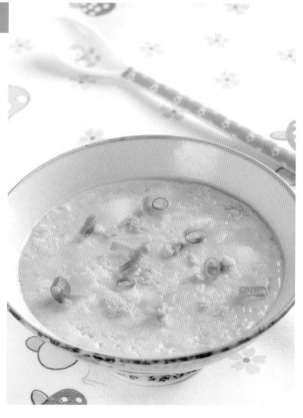

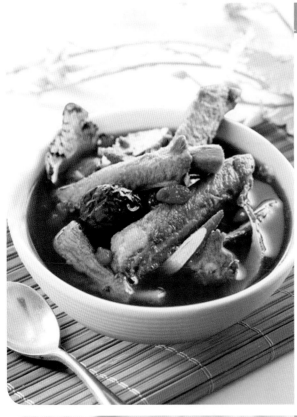

何首乌炖排骨

原料

排骨500克，红枣6枚，枸杞8克，何首乌10克，甘草、黄芪各5克

调料

姜片、料酒、盐各适量

制作方法

1. 将排骨洗净，剁成块，入沸水中焯烫；红枣、枸杞、何首乌分别洗净；甘草、黄芪分别洗净，切成片。
2. 往砂锅中放入何首乌及适量清水（水稍微多放些），煎煮40分钟，去渣留汁备用。
3. 往砂锅中放入何首乌汁，下排骨、姜片、料酒、红枣、枸杞、甘草、黄芪，大火煮沸，改小火炖至排骨熟，加少许盐调味即可。

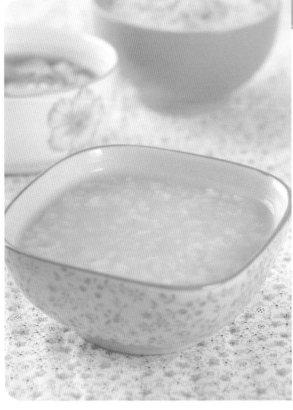

何首乌粥

原料

何首乌30克，粳米50克

调料

白糖适量

制作方法

1. 何首乌洗净，放入砂锅内，加入适量清水煎煮，去渣，留汁，备用。粳米拣去杂质，淘洗干净。
2. 另取一砂锅，加入适量清水，放入粳米、药汁，旺火煮沸。
3. 改小火熬煮成粥，加入适量白糖调味，出锅即可。

保健功效

这款药膳是常见的滋补良方，常用于肝肾不足、精血亏虚、心悸失眠、头昏耳鸣、须发早白、腰膝酸软等症。

何首乌猪肝汤

原料

何首乌20克，猪肝250克

调料

姜片、葱段、盐、淀粉、胡椒粉、酱油、料酒、植物油各适量

制作方法

1. 何首乌洗净，放入砂锅中，加适量清水煮30分钟，去渣，留汁。
2. 猪肝洗净，切成薄片，放入碗中，加入淀粉、酱油、料酒、盐抓匀上浆。
3. 锅入植物油烧热，爆香姜片、葱段，倒入何首乌液，再加入适量清水，旺火煮沸，放入猪肝片煮熟，加入少许盐、胡椒粉调味，出锅即可。

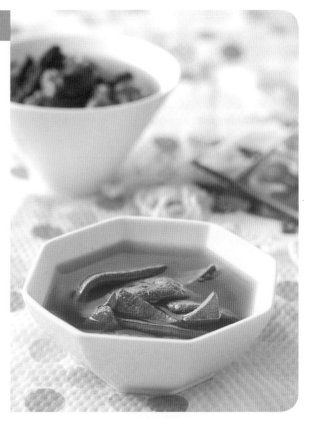

养血藕片

原料

当归、黄芪各15克，何首乌10克，鲜藕片120克

调料

葱花、姜末、香菜叶、盐、鸡粉、香油、植物油各适量

制作方法

1. 将当归、黄芪、何首乌分别拣去杂质，洗净，晒干（或烘干），放入砂锅内，加入适量清水，旺火浓煎两次，每次30分钟，合并两次浓煎液，转小火煮至剩40毫升。
2. 锅入植物油烧热，放入葱花、姜末炝锅，加入藕片翻炒，倒入药汁及清水，略煮至藕片熟透，加入盐、鸡粉调味，淋香油，撒香菜叶即可。

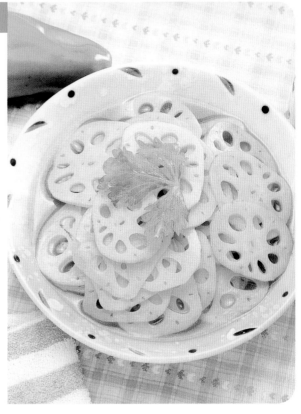

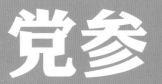

党参

营养功效

党参性平，味甘、微酸。具有补中益气、健脾益肺的功效。适用于脾肺虚弱、气短心悸、食少便溏、虚喘咳嗽、内热消渴等症，对养肾有一定食疗功效。

食用注意

气滞者、实证者、热证者、肝火盛者不宜食用党参。

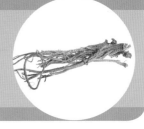

党参黄豆煲猪蹄

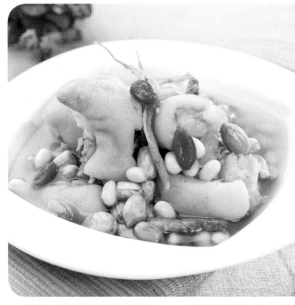

原料

猪蹄400克，黄豆、花生各100克，党参50克，枸杞适量

调料

葱花、米酒、盐各适量

制作方法

1. 黄豆、花生分别洗净，用水浸泡。
2. 猪蹄洗净，切成长块，放入沸水锅中焯烫片刻，洗净血污，捞出。
3. 锅入清水，放入猪蹄块、黄豆、花生、党参、葱花、枸杞、米酒烧开，炖至猪蹄熟烂，加盐调味即可。

党参羊肉肚

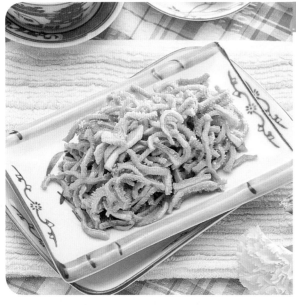

原料

党参50克，当归15克，肉苁蓉10克，羊肉250克，羊肚150克

调料

豆豉、葱段、姜片、盐、料酒、胡椒粉各适量

制作方法

1. 当归、肉苁蓉加水煎煮取药汁。
2. 羊肚洗净。羊肉洗净，剁成泥。党参去浮灰。豆豉洗净，与葱、姜、盐、料酒、胡椒粉拌匀放入羊肚内，扎紧口，放入药汁锅内，加水煮熟透后取出。羊肚切成丝即可。

四君子蒸鸭

原料

肥鸭1只，党参15克，茯苓、白术各10克，炙甘草6克

调料

葱、姜、料酒、鲜汤、盐、味精各适量

制作方法

1. 肥鸭宰杀后去毛、内脏，洗净备用。党参、茯苓、白术、炙甘草用纱布包好，制成药包。

2. 将药包放入鸭腹内，然后把整鸭放入瓦罐中，加所有调料，用湿棉纸封住罐口，入笼中蒸熟，去除棉纸、药袋，取出鸭切成块，装回瓦罐中，上桌即可。

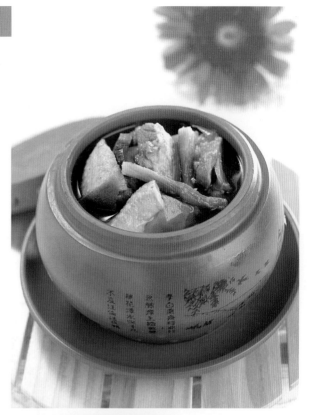

当归党参红枣鸡

原料

当归9克，黄芪15克，党参15克，红枣10枚，仔鸡1只

调料

红葡萄酒、姜片、葱段、盐各适量

制作方法

1. 当归、党参、黄芪洗净。仔鸡去内脏及爪，切块备用。

2. 将当归、党参、黄芪和仔鸡一起放入锅内，加入红葡萄酒、红枣、葱、姜、盐，注入2000毫升清水，先以武火烧沸，再用文火炖煮50分钟即可。

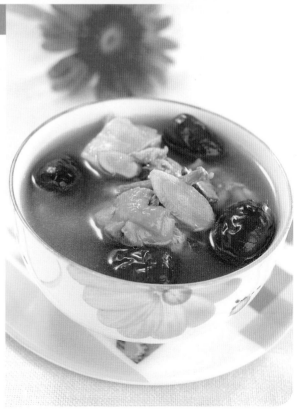

阿胶

营养功效

阿胶能填精补肾，常用于因精血亏虚引起的阳痿、早泄等性功能障碍疾病。有些女性朋友肾虚时，表现为血虚经少等症状，此时可用阿胶进补。

食用注意

凡脾胃虚弱、呕吐泄泻、腹胀便溏、咳嗽痰多者慎用。感冒患者不宜服用。孕妇、高血压、糖尿病患者应在医师指导下服用。

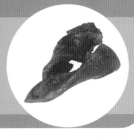

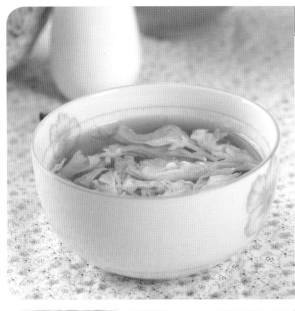

阿胶鸡蛋汤

原料

阿胶10克，鸡蛋2个

调料

蜂蜜适量

制作方法

1. 阿胶捣碎，倒入适量开水化开。
2. 鸡蛋打入碗中，用筷子搅匀，制成鸡蛋液。
3. 将阿胶水倒入砂锅中旺火煮沸，再缓缓倒入鸡蛋液，转小火稍煮片刻，加入适量蜂蜜调味，出锅即可。

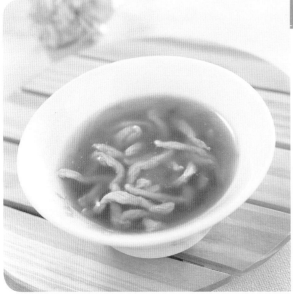

阿胶炖肉

原料

猪肉100克，阿胶6克

调料

白糖适量

制作方法

1. 猪肉处理干净，切成细丝。阿胶制成小丁。
2. 将猪肉丝放入锅中，加适量清水，旺火煮沸后撇去浮沫，炖至猪肉丝熟透后加入阿胶丁，转小火煮开，加入适量白糖调味，出锅即可。

黄芪阿胶糯米粥

原料
黄芪20克，红枣15克，糯米100克，阿胶粉30克

调料
白糖适量

制作方法

1. 黄芪放入清水中浸泡，洗净，捞出，沥干水分，晾干，切成薄片，备用。红枣放入清水中洗干净，去核，备用。

2. 糯米拣去杂质，淘洗干净，放入清水中浸泡1小时左右，捞出，沥干水分。

3. 将黄芪片、红枣、糯米、阿胶粉一起放入砂锅中，倒入适量清水，旺火煮沸，改用小火炖40分钟，加入适量白糖调味，出锅即可。

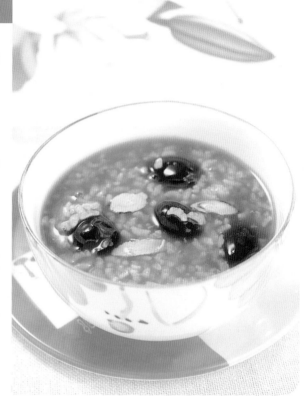

党参阿胶糖饮

原料
党参20克，阿胶（研为细粉）30克

调料
冰糖适量

制作方法

1. 党参拣去杂质，洗净，晒干（或烘干），放入砂锅内，加入适量清水，旺火浓煎两次，每次30分钟，合并两次浓煎液，转小火再煎煮至剩300毫升。

2. 将冰糖研磨成碎末，备用。

3. 往熬好的汤内加入阿胶粉，溶化后倒入冰糖碎末，待冰糖完全溶化成黏稠汁液，盛出即可饮用。

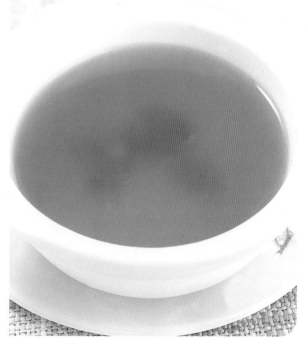

黄芪

营养功效

黄芪是公认的补气良药。肾气不足者适当多吃些黄芪制作的药膳，不仅能改善尿频、腰膝酸软、头晕耳鸣、遗精早泄、白带异常等症，还能增进食欲、润泽肌肤、有益睡眠。

食用注意

痈疽、食积停滞、气滞湿阻、表实邪盛及阴虚阳亢者均不宜食用。

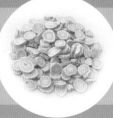

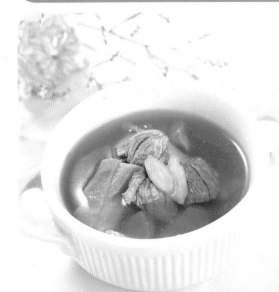

黄芪炖肉肚

原料

牛肉250克，黄芪30克，猪肚100克

调料

盐、味精各适量

制作方法

❶ 将牛肉、黄芪、猪肚分别洗净。牛肉、猪肚均切片。

❷ 将处理好的原料同入锅中，加适量水炖至猪肚熟烂，加盐、味精调味即可。

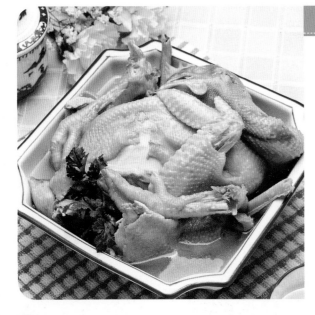

黄芪升麻鸡

原料

黄芪15克，升麻40克，鸡1只（约500克）

调料

葱、姜、盐各适量

制作方法

❶ 将鸡宰杀后去毛，去内脏，洗净。葱洗净，切段。姜洗净，切片。

❷ 将黄芪、升麻、葱、姜一起放入鸡腹内，装入容器中，加1碗水，上蒸笼用旺火蒸熟，加盐调味即可。